AF455391

ESSAI
DE
DÉONTOLOGIE PHARMACEUTIQUE
OU
TRAITÉ DE PHARMACIE PROFESSIONNELLE,

PRÉCÉDÉ

d'un Historique de la Pharmacie en France,

ET SUIVI

De quelques Réflexions sur les Principes généraux qui doivent servir de base à sa Réorganisation.

C'est par le sentiment de ses devoirs que l'homme acquiert le juste sentiment de ses droits.

DE GÉRANDO.

Par CHAUVEL AÎNÉ,

PHARMACIEN,

Membre du Jury médical des Côtes-du-Nord, Membre correspondant de la Société d'émulation de Rennes, de la Société des arts chimiques de Paris et de plusieurs Sociétés de pharmacie, etc., etc.

SAINT-BRIEUC,

Imprimerie de Ch. LE MAOUT, cour de l'Ancien-Séminaire.

1854.

A M. DORVAULT,

PHARMACIEN,

Ex-Pharmacien des Hôpitaux, Lauréat de l'Ecole de Pharmacie de Paris, de la Société de Médecine de Lyon, de la Société de Médeccine de Toulouse, de la Société des Sciences, Lettres et Arts du Hainaut, etc.

Auteur de l'Officine et de l'Iodognosie,

Fondateur et Directeur de la Pharmacie Centrale des Pharmaciens.

La Pharmacie professionnelle vous doit beaucoup. Vos ouvrages lui ont rendu de grands services; et si des améliorations doivent bientôt nous advenir, elles vous seront dues, pour la plus grande part. Je ne puis donc mieux faire que de mettre cet opuscule sous vos auspices. C'est d'ailleurs à votre bienveillance qu'il doit de naître à la publicité (1).

Veuillez donc bien en agréer l'hommage, ainsi que l'expression sincère de la reconnaissance de l'auteur.

CHAUVEL.

---

(1) Cet ouvrage fait partie de la **Revue pharmaceutique** de 1852, publiée par M. Dorvault, directeur de la **Pharmacie centrale des pharmaciens.**

PRÉFACE.

Si l'on étudie à son origine l'histoire des sciences et des arts, on reste frappé de l'état stationnaire dans lequel ils sommeillent durant de longues années, quelquefois même de longs siècles. Environnés des ténèbres du doute et de l'erreur, leurs premiers pas sont incertains, leur marche timide et chancelante, jusqu'à ce qu'enfin, brisant les liens qui les retenaient captifs, éclairés par le flambeau de l'expérience et du temps, ils entrent tout à coup dans une phase éclatante de progrès et de développements.

Ainsi fût-il de la pharmacie, jusque vers la fin XVIIe siècle, époque où apparaissent les grandes figures des Lémery, des Charras, des Bourdelin précurseurs d'une ère nouvelle qui vient asseoir sur des bases rationnelles et durables, l'étude et l'enseignement de la pharmaceutique. Emules ou disciples de ces maîtres savants, instruits à leurs leçons, les deux frères Rouelle, Bayen, Démachy, Boulduc et plusieurs autres pharmaciens chimistes, illustrent par leurs travaux le XVIIIe siècle, que viennent clore, avec non moins de célébrité, Baumé, Morelot et Cadet Gassicourt. Chacun d'eux apporte à l'œuvre commune le fruit de ses labeurs et de ses veilles, et bientôt, à la place de ces lecteurs bénévoles (1) seuls régents chargés par la Faculté d'initier les élèves aux principes de notre art, succèdent, grâces à leur dévouement, les habiles professeurs du Collége de pharmacie, répandant autour d'eux les trésors de leur science et l'éclat de leur talent. A ce moment, de nombreux ouvrages didactiques, des pharmacopées remarquables, divers traités spéciaux sont publiés, et propagent en France le goût de l'étude en la rendant attrayante et facile :

C'est sous ces heureux auspices que s'ouvre le XIXe siècle, appelé à son tour à puiser dans cette mine féconde, ouverte à son génie par ses devanciers.

Désormais en effet, s'appuyant d'un côté sur les données exactes de l'analyse chimique, de l'autre, en possession de méthodes et de procédés opératoires sûrs et précis, la pharmacie théorique et pratique n'a plus qu'à marcher dans la voie du progrès, en ajoutant aux conquêtes de la veille celles plus remarquables du lendemain.

Malheureusement il n'en est point ainsi de la pharmacie professionnelle, abandonnée sans guide au milieu d'une dédale de lois, d'ordonnances et d'édits contradictoires ou surannés. Son exercice devient difficile, surtout pour le jeune praticien à

---

(1) « Les apprentis apotiquaires oyront, un an durant, deux lec-
» tures chaque semaine, sur l'art d'apothicairerie : elles leur seront
» faites par un bon et notable docteur de la faculté de médecine qui
» à ce par elle sera député. » *Pandectes*, Ph., page 59.

son début. Pas une main amie pour lui indiquer la route, pour le sauver des écueils ou le relever de ses chutes, nul code, en un mot, qui lui trace et ses devoirs et ses droits. Cependant, il faut bien l'avouer, ce n'est pas assez pour le pharmacien d'avoir acquis la science et le savoir ; d'autres obligations lui sont imposées, dont l'accomplissement peut seul le rehausser dans l'opinion publique, dont l'ignorance ou l'oubli portent, au contraire, à sa considération et à la dignité de son art, une atteinte funeste. Emu du silence gardé à cet égard par les pharmacologistes de notre temps, nous nous sommes hardiment mis à l'œuvre, persuadés que si notre travail ne mérite pas l'éloge, il ouvrira du moins pour quelques-uns de nos confrères une carrière nouvelle à l'étude de ces importantes questions.

Heureux de l'accueil flatteur fait à nos premiers essais par M. Dumas, ancien ministre de l'agriculture, et M. Vée, l'un des pharmaciens distingués de la capitale ; heureux surtout du concours empressé et des conseils tout fraternels qu'a bien voulu nous donner en cette occasion M. Dorvault, nous publions aujourd'hui, sous le titre de *Déontologie pharmaceutique*, le résultat de nos recherches.

Afin d'en faciliter la lecture, nous avons divisé ce traité en deux parties. La première comprend l'étude des devoirs et des droits du pharmacien, considérés sous les rapports moraux et professionnels, sociaux et légaux. Nous examinons dans la seconde diverses questions à l'ordre du jour, questions dont la solution favorable peut, à notre avis, présenter les seuls moyens de régénérer notre profession.

Nous avons fait précéder notre esquisse de *Déontologie pharmaceutique* d'un aperçu succint de l'histoire de la pharmacie professionnelle en France.

En jetant un coup-d'œil d'ensemble sur les documents que nous avons rassemblés sur cette matière, on est amené à faire les remarques suivantes :

A côté des grandes figures des Lémery, des Charras, des Rouelle, etc., etc., bien des infimités se détachent sur le tableau des commencements de la pharmacie professionnelle en France. En effet, quoi de plus hétérogène que les substances qui garnissaient les rayons des officines de ce temps !

L'annonce n'est point de date récente. Le spécimen que nous en donnons (p. 37) ne dépasse-t-il pas de cent coudées les réclames de nos plus célèbres annonceurs ?

Quel mélange singulier de prétentions scientifiques et de mercantilisme on trouve chez les pharmaciens du moyen-âge et de la renaissance ! Faisons toutefois remarquer que ces faits si singuliers que nous avons produits sont les excentricités d'alors, et qu'il serait tout aussi injuste de juger la pharmacie à cette époque par ces exemples, que la pharmacie d'aujourd'hui par les excentricités de nos faiseurs actuels.

D'ailleurs, de même que les médecins mariaient les préceptes hippocratiques aux données de l'astrologie, de la nécromancie et autres jongleries de l'époque, suivaient en un mot des pratiques qui nous étonnent aujourd'hui : les pharmaciens mariaient les idées alchimiques aux pratiques commerciales du temps..... Ils débitaient sans doute d'étranges drogues, voire : de lacendre de taupe, des dépouilles de serpents, de l'usnée de crâne humain, des os de carpe, du sang de bouquetin, etc., etc., etc. Mais s'ils préparaient, s'ils délivraient de ces substances, c'est que les médecins les préconisaient, les prescrivaient. La faute et le ridicule en incombent donc au moins autant à ceux-ci. Mais, mon Dieu ! beaucoup de ces choses qui nous semblent si bizarres aujourd'hui étaient fort naturelles alors : elles reflétaient les idées et les besoins du temps. Qu'étaient autrefois les notaires ? des tabellions ; les agents de change et les banquiers ? des juifs sordides ; les hauts et puissants seigneurs ? de braves gens pratiquant sans scrupule des razzias sur les terres de leurs voisins.

La médecine et la pharmacie ont marché de compagnie sous le rapport des progrès. Non seulement elles ont la même origine, elles sont sœurs jumelles, mais encore elles ne formaient dans l'antiquité qu'un seul et même art. Les grands maîtres de l'antiquité étaient en effet autant pharmaciens que médecins. Hippocrate préparait les médicaments ; Galien avait officine ouverte dans la voie sacrée à Rome ; Vanhelmont, Boerhaave s'occupaient autant de la préparation des médicaments que de leurs applications. Ce n'est que lorsque les sciences se furent suffisamment développées, que l'art de guérir se divisa en deux branches. Aujourd'hui, revirement des choses humaines ! il n'y a plus que les charlatans qui mènent de front les deux professions !

Quoiqu'il en soit, on ne peut pas plus donner le nom de pharmacien aux vendeurs d'orviétan en échoppe et en place publique d'autrefois, que l'on ne peut donner celui de médecin aux charlatans des champs de foire et aux rebouteurs. Ce sont des parasites des deux professions, qui ne doivent nullement entrer en ligne de compte, ni être jetés en insulte à aucune d'elles.

Quoiqu'il en soit encore, la pharmacie, d'une manière générale, va en s'épurant; elle est plus instruite littéralement et scientifiquement qu'elle ne l'a jamais été; cela résulte de l'étude attentive et impartiale de son histoire. Oui, la pharmacie s'épure, progresse; c'est un fait que nous posons en principe; mais, fâcheux correctif, tandis que la pharmacie gagne en dignité et en science, sa position pécuniaire diminue; sa position sociale devient intolérable. Comment soutenir indéfiniment la lutte de la gêne de l'intérieur et des apparences d'une position libérale ? La loi organique du pharmacien, la loi sur la foi de laquelle il est entré dans la carrière, il a acquis son titre, a pris un établissement, n'est plus qu'une lettre morte. La concurrence des professions voisines, le parasilisme de tous les genres passent à travers les fissures de sa désuétude et l'étreignent de tous les côtés comme dans une chappe de plomb, d'où, quant à présent, on ne voit pas comment il pourra sortir.

Est-ce là la récompense aux nombreux services que la pharmacie a rendus en vulgarisant, par les siens, les sciences et leurs applications sur tous les points de notre patrie, et dont l'énumération a été si bien faite dans un travail souvent cité dans celui-ci (1)? Est-ce là l'encouragement que l'on donne à ses services futurs? Oh! assurément non. Il est impossible que le gouvernement n'y prenne pas garde; car il s'agit de l'intérêt public.

Simple reproducteur, notre savoir est pour fort peu de chose dans l'accomplissement de la tâche que nous avons entreprise.

Nous avons crayonné, d'une main tremblante et mal assurée, ce que d'autres plus habiles auraient tracé avec talent et vigueur; mais, si cette ébauche imparfaite, si ces essais que nous venons présenter avec confiance à nos confrères produisent quelque bien, amènent quelques résultats, et méritent par là une part dans leur bienveillance et leur sympathie, nous serons largement payé de nos peines.

---

(1) DORVAULT, *Organisation de la pharmacie en France* considérée dans ses rapports avec la propagation des sciences d'application.

HISTOIRE

DE

LA PHARMACIE

Professionnelle

EN FRANCE.

L'étude déontologique que nous entreprenons aujourd'hui ne serait pas complète, si nous ne la faisions précéder d'un abrégé de l'histoire de la pharmacie professionnelle en France et des diverses transformations qu'elle a subies, dans le mouvement social et politique de notre pays.

Quel dut être, en effet, le sort de cette institution aux premiers temps de la monarchie française et sous le régime de la féodalité?

Tandis que chez les arabes, dès le IXe siècle, grâces aux travaux de leurs docteurs Géber (1), Avicenne (2), Rhasès (3), et Averroës de Cordoue (4), la pharmacie brillait d'un vif éclat et, que leurs califes (5), sentant toute l'utilité de cet art salutaire, fondaient dans leurs Etats des officines publiques, soumises à la plus grande surveillance de la part de l'autorité, en France et dans une grande partie de l'Allemagne, reléguée au fond des cloîtres avec les débris des autres sciences humaines échappées à la barbarie des premiers siècles du moyen âge, elle n'exista que comme un auxiliaire de l'art de guérir, sans préceptes, sans discipline et sans lois. « Ce n'était pas un » métier, ce n'était point un art, c'était moins en- » core une science. Quelques souvenirs (6), quel- » ques traditions lui servaient de titres ; les maisons » religieuses, les prêtres, les chirurgiens, les bar- » biers, les matrones, les châtelaines, les ménagè- » res lui donnaient asile ; ambulante avec les spécia- » listes, elle changeait de caractère et de physiono-

---

(1) Géber, alchimiste, vivait, dit-on, au VIIIe siècle.

(2) Avicenne de Bochara, au Xe siècle. Avicenne imagina le premier de dorer les pilules.

(3) Rhasès, ou Rhasis, né à Carthage au Xe siècle également.

(4) Averroës, surnommé le commentateur, naquit à Cordoue dans le XIIe siècle. On a de lui plusieurs ouvrages, entre autres : *De natura orbis*, *De re medica*, *De theriaca* etc.

(5) *Pandectes pharmaceutiques*, pages 5 et suivantes.

(6) Emile Bégin, D. M. de la société nationale des antiquaires de France. (*Le moyen âge et la renaissance.*)

» mie, selon qu'un médecin juif (1), un arabe, un » grec ou un chrétien d'Europe l'attelait à son char : » elle agissait instinctivement, ignorante des mots » racines de sa langue d'enfance ; elle méprisait des » livres qu'elle ne comprenait plus. Pline, Galien, » Dioscoride reposaient inconnus au fond des bi- » bliothèques monastiques. Certaines recettes pres- » que toujours mal interprétées ou mal copiées te- » naient lieu de codes. D'ailleurs chaque monastère, » chaque disciple d'Esculape avait son baume, son » emplâtre, son onguent. »

Cependant, au retour des premières croisades, malgré l'obscurité qui enveloppe encore l'établissement des diverses professions, la pharmacie, enrichie de quelques productions de l'Orient (2), s'organise et se constitue sous le nom bien modeste de *métier d'apothicairerie*. Dès ce moment, confondus avec les épiciers, dont l'importance commerciale était beaucoup plus grande (3), parce que seuls

(1) Les juifs parcouraient les villes et les villages, en vendant des poudres et des remèdes qu'ils composaient eux-mêmes. Connaissant la médecine et la plupart des arts d'utilité et d'agrément, ils colportaient les sciences aussi bien que les marchandises d'un pays à un autre, et faisaient négoce des produits de la pensée humaine comme de ceux de l'industrie.

(2) La casse, le séné, les tamarins, la canne à sucre, etc.

(3) Afin de montrer l'importance de l'épicerie, nous donnons un extrait ou compte de l'hôtel du roy, année 1382, « payé à Jehan noble, espicier, quatre mille livres pesant de confitures livrées au roy ou à sa cambre. »

L'apothicaire du roi lui servait les dragées et les épices.

Le compte de l'hôtel du Roy (année 1404) Charles VI fait mention de touailles et serviettes achetées et données à l'apothicaire du duc d'Orléans pour lui servir les épices.

ils vendaient les sucreries, les drogues et les épices, venues à grands frais du Levant ; soumis humblement aux médecins qui les tenaient en tutelle, les apothicaires n'occupaient qu'une position très secondaire sans attributions bien définies.

Au XIIIe siècle, ils composaient, avec les épiciers, les droguistes et les herboristes, un des quatre corps des marchands (1). Ce fut Etienne Boileau, appelé par Saint-Louis à la prévôté du Châtelet de Paris, qui donna aux corporations une constitution plus régulière et disciplina les confréries (2).

Voici ce qui est dit des apothicaires dans les statuts rédigés par ce magistrat (3) :

« Titre XVII : *De la coustume de poivre, de cire, de chemises et de brays et dras de lit que on met en estal le samedi*... Tuit cirier, tuit pevrier et tuit apotécaire ne doivent rien de coustume des choses devant dites pour vendre en leur ostel, car ils s'acquitent au poids-le-roy. » Mais s'ils venaient comme les autres marchands, aux halles ou sur le marché, débiter leurs marchandises, l'étalage coûtait une obole. Ainsi qu'il est dit : « Se il mêlent avant u samedy es hales ou u marchié : chacun doit ob : de coustume et en leu otieus, néant, si come il a été dit par devant. »

Et plus bas nous lisons : « Cy sont les mestiers francs de la ville de Paris qui ne doivent point de guet au

---

(1) *Pandectes pharmaceutiques*, pages 10 et suivantes.

(2) Voir le *Livre des Mestiers*, par E. Boileau, annoté par Depping.

(3) 3e et 4e *id.* pages 321 et 426.

roy... (1) Touz estuveurs, touz apoticaires, touz vendeurs d'auges, d'escuelles et d'eschielles, etc. »

Chacun des six corps qui existaient alors fut gouverné par six maîtres ou gardes dont l'administration durait ordinairement deux ans. Ces maitres étaient chargés de faire observer les statuts de la communauté et de veiller à la conservation de ses priviléges. Comme les juges et les consuls des villes municipales, ils avaient le droit de porter la robe de drap noir à collet et manches pendantes bordées de velours de même couleur. Enfin, ils étaient juges eux-mêmes pour les cas ordinaires (2).

La corporation des épiciers-apothicaires avait en dépôt l'étalon des poids et mesures de Paris ; ce qui explique la devise inscrite sur son blason. Cela lui donnait le droit de visiter les poids des autres marchands.

En 1629, elle obtint, par sentence de l'hôtel-de-ville, une bannière et un blason. Voici en quels termes : « Avons permis et permettons audict corps et » communaulté des marchands épiciers et apothi- » caires d'icelle dicte ville d'avoir en leur dit corps » et communaulté pour armoirie : coupé d'azur et » d'or sur l'azur à la main d'argent tenant des ba- » lances d'or, et sur l'or deux nefs de gueulles flot- » tantes aux bannières de France accompagnées de » deux étoilles à cinq points de gueulles avec la de- » vise en haut : *Lances et pondera servant.* »

---

(1) Les médecins étaient aussi exempts du guet, mais comme clercs.

(2) Voir les *Pandectes pharmaceutiques*, pages 11 et suite.

C'est cette armoirie qui se trouve reproduite dans la gravure ci-contre, qui représente les deux faces d'une médaille aujourd'hui appartenant à l'école de pharmacie de Paris, à laquelle elle a été donnée par M. Rogé. Il y manque les étoiles.

LANCES ET PONDERA SERVANT.
MARC DS EPICIERS ET APOTIQUAIRES.
·1710·

IN HIS TRIBUS VERSANTUR
MARCDS APOTHICAIRES EPICIERS.
1710

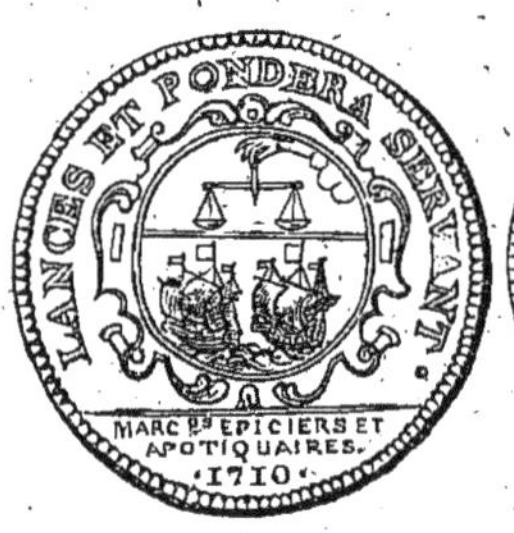

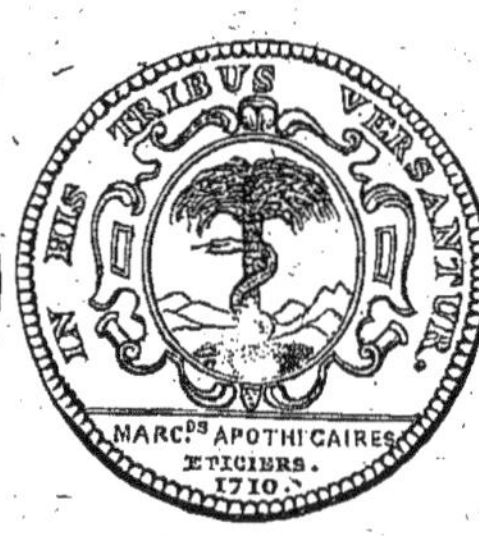

L'un des côtés de cette médaille porte la devise : *In his tribus versantur*, que l'on trouvait autrefois inscrite dans toutes les pharmacies.

On remarque une bizarrerie : le mot apothicaire n'est pas écrit de la même manière sur les deux faces de la médaille. Comment expliquer ce fait ?

Tant que les médecins n'employèrent que quelques substances simples dont ils opéraient eux-mêmes le mélange, la pharmacie dut rester stationnaire et se borner à la préparation et au débit des confitures, des parfums, des aromates et de certains remèdes composés et puisés dans les traités d'Avicenne, de Mésué et de Jean Sérapion (1), ou le plus souvent empruntés à des recettes bizarres qui se perpétuaient parmi les gens crédules en dehors de la science. Mais, dans le XIIIe et le XIVe siècle, par suite de l'accroissement du nombre des agents thé-

---

(1) Jean Séparion, médecin arabe, vivait aux VIIIe et IXe siècles. Jean Mésué de Damas, surnommé l'Evangéliste des apothicaires, florissait vers 1160.

rapeutiques, les physiciens (1) et les praticiens renoncèrent peu à peu à la manipulation ; ils confièrent l'exécution de leurs ordonnances à des élèves qui travaillaient chez eux et qui portaient les médicaments aux malades. Plus tard, ils abandonnèrent enfin ce soin aux apothicaires, mais sans se départir à leur égard du droit de contrôle et de surveillance et sans qu'il leur fut permis de modifier les procédés opératoires qu'ils voulaient bien leur enseigner. Telle fut l'origine du patronage et du pouvoir des médecins sur les pharmaciens. Lorsque le corps des

(1) On appelait alors les médecins des physiciens. Cependant vers l'année 1452, le cardinal d'Estouteville ayant aboli le célibat des médecins et interdit l'exercice de la médecine aux prêtres et aux religieux, ceux-ci n'osant point enfreindre ouvertement ces règlements, tournèrent la difficulté et prirent le parti de donner des consultations sans sortir de chez eux. Cet usage devint général au point que, quand le célèbre Lemire se détermina à visiter ses malades à leur lit, la faculté s'en émut comme d'une dangereuse innovation. Toutefois l'exemple de ce praticien fut suivi et les médecins se divisèrent alors en deux classes, *les physiciens et les mires*, du nom de leur maitre. Héméreus blâme la conduite des mires et encourage celle des physiciens. « Un de » ceux-ci, dit-il, maître Tacquet, docteur-régent de la faculté de » Paris, avait trois crocs : en l'un étaient enfilées les ordonnances des » recettes de *succo rosarum et de diacarthami* ; au deuxième, les » ordonnances pour les saignées, et au troisième pour les clystères. » Or, quand par une petite fenêtre qu'il y avait à la salle où il se te- » nait habituellement, il avait jugé ce qu'il fallait au malade, il tirait » de l'un des crocs la recette pour la saignée ou pour la médecine. » Ainsi ils gagnaient leur vie honorablement, tandis que maintenant » ils veulent aller voir des malades et pour un *carolus* qu'ils avaient, » ils ont un quart d'écu. »

Ceci est dit sérieusement. (*Les écoles Royales de France par A. Defaillet.*)

A-t-on jamais rencontré rien de plus plaisant dans Molière ou dans le Sage ?

apothicaires fut érigé en jurande particulière, et en communauté, ce patronage subsista ; et ce furent les docteurs qui rédigèrent la formule du fameux serment que prêtaient les *maistres apoticaires chrestiens et craignant Dieu* (1).

Malgré cette dépendance envers la médecine et les entraves légales (2) apportées au libre exercice de leur ministère, les apothicaires ne purent de longtemps concentrer en leur main le monopole de la vente des médicaments (3). Soit par faiblesse, ou par apathie, les ordonnances furent mal exécutées. Les *maistres* en médecine, le maistre des mestiers d'apothicairerie et autres scienciers dédaignèrent d'examiner, dans leurs visites semestrielles (4), les électuaires, les opiates, les antidotes, les médecines, etc. préparés d'après le livre intitulé : *Antidotaire de Nicolas Myrepsus d'Alexandrie* (5.)

---

(1) Voir aux notes générales ce *serment*, tel que le rapporte Brice Bauderon dans sa *Pharmacopée*, n° 1.

(2) *Pandectes pharmaceutiques*. Ordonnance de Philippe-le-Bel, 1312 (du 22 mai 1336) du roy Jean, 1353 (décembre 1352), de Charles VIII, 1484.

(3) En 1632, il sortit un arrêt du parlement, en forme de réglement, qui fait le partage des drogues et épiceries défendues de vendre aux uns et permis de vendre aux autres ; et, pour la sûreté publique, il est expressément ordonné aux apothicaires de tenir leurs poisons naturels ou artificiels dans un lieu dont ils doivent toujours porter la clef, pour les débiter personnellement, etc.

(*Almanach du dauphin*, 1777.)

(4) Ordonnance du roi Jean le Bon, en 1359. (*Pandectes pharmaceutiques*.)

(5) L'*Antidotaire* de Nicolas, publié en 1300, fut le premier ouvrage qui offrit un corps de doctrine, et qui, par l'ordonnance de 1359 fut imposé aux pharmaciens. Il fut longtemps la règle de toute l'Europe pour la pharmacie.

Les maîtres eux-mêmes négligeaient d'inscrire sur les pots la date du mois et de l'année où la confection avait été faite; ils falsifiaient leurs confitures (1); bien plus, leurs valets jurés savaient à peine lire les recettes; ils savaient encore moins manipuler et confire (2).

En consacrant de pareils abus, ils autorisaient la concurrence de la part des chirurgiens-barbiers, des épiciers-droguistes, des triocheurs nomades et des herboristes. Ces derniers, bien que les ordonnances ne leur permissent que de composer des clystères, des emplâtres, des jus, des herbiers, etc. (3), osaient cependant bien composer du gingembrais, du rosat, du violat, des élixirs de Montpellier (4), etc., etc.

De là, cette lutte d'intérêts sans cesse renaissante entre des corporations rivales (5), l'une maintenant

---

(1) Les confiseurs confisent de deux manières : au miel pour les bourgeois, au sucre pour les grands seigneurs. Quand on les paie bien, ils font merveille.

(*Histoire des Français des divers états*, par Monteil, 1847, XIVe siècle.)

(2) Il ne faut pas confondre les valets des apothicaires avec leurs apprentis ou élèves. — L'an 1338 il fallut publier de nouveaux statuts; nous y lisons : Ne pourra chaque maistre avoir et tenir qu'un seul apprentif, et n'en pourra prendre qu'un an après que celuy qu'il avait sera sorty : le nombre des garçons apothicaires n'était pas limité. (*Pandectes*, p. 69.)

(3) Voir l'ordonnance du roi.

(4) La médecine au XIIIe siècle dut ses progrès aux arabes; et ses écoles les plus renommées furent par ce motif celles qui étaient au midi de la France, Montpellier, etc. (*Histoire du Moyen âge*.)

(5) Les barbiers débitaient un onguent pour les blessures et un autre pour les brûlures. (*Lettre du roi*, 1427, relative aux barbiers.)

ses droits et ses prérogatives, les autres s'efforçant de retenir une branche lucrative d'un commerce qui leur échappait (1); de-là, ces longs débats, durant près de trois siècles, et qui ne prirent fin que par un édit du 25 avril 1777, établissant le collége de pharmacie (2).

Pour terminer cette première période de notre histoire professionnelle, disons quelques mots de l'installation d'une officine ou mieux d'une boutique d'apothicaire à cette époque. Selon toute apparence (3), dès le commencement du XIVe siècle, Paris et les principales villes de France eurent leurs apothicaires, tenant officine ouverte et vendant au public les onguents, les emplâtres, la thériaque et les autres remèdes tout préparés qu'ils tiraient de Gênes ou de Lyon. Ainsi que les barbiers, ils s'établirent aux avenues des villes, aux rues les plus fréquentées, aux places les plus marchandes. Mais, à en juger par le peu d'importance qu'avait alors la pharmacie, l'aspect d'une boutique d'apothicaire n'était guère fait pour attirer les regards (4). Quelques potiches de terre cuite, quelques bouteilles de cuir contenant le vin, l'eau et le vinaigre, des vases d'étain, des boîtes dépareillées et vides, des simples et des graines des-

---

(1) Edit de Louis XII qui sépare définitivement les épiciers simples des épiciers-apothicaires qui forment une jurande particulière (juin 1514.)

(2) *Pandectes pharmaceutiques*, page 99.

(3) *Etat de la pharmacie au XVIIe siècle*, par Emile Bégin, déjà cité.

(4) *Pandectes pharmaceutiques*, page 3; *Description d'une boutique d'apothicaire*, par Shakspeare.

séchées étalées sur ses tablettes, des serpents et des poissons de forme hideuse suspendus au plafond, un réchaud, des poids et une balance à main : tel était au moyen âge le bagage des apothicaires, qui ne méritaient guère, dit M. Fée (1), d'être mis au-dessus des épiciers-droguistes dont ils portaient à peu près le costume (2) et dont ils ne différaient que par l'estime qui s'attache à beaucoup d'exactitude et à une pratique habile de procédés compliqués et délicats.

Aux XVe et XVIe siècles, les sciences et les arts qui, dans le siècle précédent, par l'influence des croisades, avaient déjà fait d'étonnants progrès, prirent un nouvel essor.

La flore européenne et la botanique s'enrichirent de beaucoup de plantes asiatiques inconnues jusqu'alors. La chimie devint une science, et bien que les erreurs et les folies de l'alchimie dussent encore la retenir longtemps au berceau (3), elle soupçonna dans le génie de ses adeptes presque toutes les merveilles qui font la gloire de l'ère moderne. Roger Bacon, Raimond Lulle, Arnaud de Villeneuve, Basile Valentin avaient frayé la route ; Paracelse, Agricola, Vanhelmont et les nombreux sectateurs de leur école les suivirent de près (4).

---

(1) *Encyclopédie des gens du monde*, article Pharmacie, par M. Fée.

(2) Voir le *Grand Coûstumier*, livre IV, chap. des clers mariez.

(3) *De l'organisation de la pharmacie en France*, par Dorvault, pages 13 et suivantes.

(4) Bernard Palissy stigmatisa de tout son pouvoir ces hommes qui travaillaient à la recherche du grand œuvre, les uns parce qu'ils étaient

Cependant l'invention de l'imprimerie, en substituant tout à coup au travail ingrat et lent du copiste la promptitude de la machine, celle beaucoup plus humble de l'alambic (1), mais réellement importante, au point de vue de l'art pharmaceutique, vont imprimer une direction nouvelle aux études médicales et modifier profondément la thérapeutique des anciens praticiens.

En ce temps d'émancipation et d'indépendance pour la pensée, à cette époque de grande activité intellectuelle qui prit le nom de *renaissance*, la médecine et la pharmacie ne furent pas les dernières à marcher dans la voie du progrès.

Malheureusement, à l'exemple du prodigue longtemps privé des biens qu'il a convoités, elles dissipèrent follement, surtout dans l'application, des ressources immenses qui leur étaient offertes à pleines mains, et bientôt l'abondance entraîna l'abus (2).

Ce furent alors les beaux jours de la polypharmacie. On accumula sans choix et comme au hasard, dans les médicaments officinaux et dans les formules

---

dupes de leur bonne foi, les autres parce qu'ils n'étaient que des jongleurs et de vifs charlatans. *Œuvres de Bernard Palissy*, annotées par Cap. 1842.

(1) L'alambic, inventé en Italie, fut importé en France vers le XVe siècle.

(2) Bernard Palissy, en son chapitre du *Mithridat ou Thériaque* : « aucuns disent qu'il faut de trois cents sortes de drogues pour le composer, ce que je trouve bien fort eslongué de ma capacité, et ne puis penser que tant de sortes de simples puissent loger ensemble dans un estomac, sans faire ennuy l'un à l'autre. » Palissy est dans l'erreur. L'électuaire de Mithridate n'était composé que de cinquante-quatre substances.

magistrales, les drogues les plus disparates, les substances les plus hétérogènes. Méprisant les sages préceptes du vieillard de Cos (1), les médecins du XVIe siècle proscrivirent la plupart des remèdes simples des *gothiques* médecins du XIVe siècle, avec leurs habits lugubres et leurs dispensaires plus lugubres encore (2). Compilateurs des recettes surannées des Andromachus, des Galien, des Mithridate et des Mirepsus, ils inventèrent pour les besoins de l'art, ces salmigondis indigestes et monstrueux, (3) ces confections vraiment fabuleuses que nous lisons avec étonnement dans nos vieilles pharmacopées, en y donnant rendez-vous à toutes les drogues et à *d'autres singeries, qui avaient plus le visage*, selon Montaigne, *d'un enchantement magicien que de science solide* (4) : des hierra, des aurea alexandrina (5), des catholicon, des diacarthami (6), des pentaphar-

(1) La pharmacie d'Hippocrate contenait environ trois cents substances, et leurs mélanges étaient peu multipliés.

(2) Au XIVe siècle les médecins de ville portaient une longue robe grise, ceinture noire, chaperon noir avec une mentonnière de même couleur. Les chirurgiens étaient distingués des médecins par le collet rouge et la toque rouge. *Histoire de France*, par Monteil, notes de l'ouvrage.

(3) Voir la *Pharmacie* de Bauderon.

(4) Munaret, p. 228, *Pharmacologie des campagnes.*

(5) Bauderon disait que cet antidote était une boutique enfermée dans un pot propre à toute maladie.

(6) Les apothicaires doivent tenir dans leurs boutiques, dit Demeuve, dans son *Apparat* médico-pharmacochimique, ouvrage curieux pour toutes sortes de personnes, etc., au moins sept électuaires, quatre mous et trois solides.

4 mous : catholicon, diaphœnix, diaprun et lénitif.

3 solides : le diacarthami, le citro-solutif et le desuccorosarum.

macum, enfin des diamargaritum frigidum simplex ou manna Christi perlata, etc., etc. Nos lecteurs seront sans doute curieux de connaître par quelques exemples ces formules énigmatiques, cette logomachie médicale bardée de mots pompeux et inintelligibles (1), qui, malgré le ridicule dont on l'a poursuivie, s'est perpétuée jusqu'au siècle dernier.

Exposons d'abord les principes qui en dirigeaient la rédaction, dans toutes compositions médicamenteuses. On admettait alors : 1· la base (*Basis.*) ; 2· les éléments nécessaires à la base, les *sine quibus* ; 3· les éléments qui ajoutent à l'action de la base, les *per quæ melius* ; 4· les éléments qui lorsqu'ils manquent peuvent être remplacés par d'autres, les *quid pro quo* (2).

N° 1. Apozema hepatica et refrigerans (3).

Original.

R. radic. gram. aspar. petrosel. fœnic.
apii. Rusc &c. an ℥1
fol. agrim. lactuc. Portul. cicor. &. an. m. j
femin. 4^or. frigid. major. an ʒij
flor. cordial. an P. j.
f. omn. decoct. in cuj. ℔1, pro, trib.

(1) Arnault de Villeneuve conseillait aux alchimistes de ne se servir que d'expressions barbares et incompréhensibles au vulgaire.

(2) *Methodus medicamenta componendi, autore Sylvio medico.* Un arrêt du parlement de Paris en date du 3 août 1536 défend aux apothicaires de se permettre d'eux mêmes ces *quid pro quo* ou substitutions, sous les peines les plus sévères : l'amende, la prison, la punition corporelle et même la *hart.*

(3) Ext. de l'*Apparat* de Demeuve déjà cité.

dosib. dissolu. sirup. è cicor. simpl.
& sirup. de limonib. an ℥I. ß
f. apozem. exhibend. ut dixi.

Traduction

Recipe radicum gramines, asparagi, petroselini, fœniculi, apii, rusci, etc., ana, unciam unam. Foliorum ægrimonii lactucæ, portulacæ, cicorii, ana, manipulum unum, seminum quatuor frigidorum majorum, ana dragmas duas, florum cordialum, ana pugillum unum fiat omnium; decoctio, in cujus libra una, pro tribus dosibus, dissolve sirupi è cicorio simplicis et sirupi de limonibus ana unciam unam semis. Fiat apozema exhibendum ut dixi.

N° 2. Clyster communis.

R. decoct. clyster. emoll. et refrig.
ser. lact. alterat. ℔ i.
mel. viol. et elect. lenit. an ℥I. ß
misc. et f. enem. injiciend.
quam. primum.

Traduction.

Recipe decocti clysteris emolientis et refrigerantis.
Sera lactis alterati. Libram unam mellis violati et electuarii lenitivi, aiia unciam unam semis. Mice et fiat enema injiciendum quam primum.

Vient à la suite l'indication du temps propice pour administrer les médicaments : *Tempus sumendi*, règle que les apothicaires ou leurs garçons ne devaient jamais oublier dans leurs visites en ville (1) : *Potio detur quarta matutina.* — *Potio detur hora sumni* (2) *Capiat potiones cum syrupo de limonibus.* — *Utatur ptisana. Ponatur emplastrum super ventrem inferiorem cum ligatura*, etc. (3).

(1) Les apothicaires allaient alors administrer leurs remèdes, comme nous le verrons plus bas.

(2) *Tempus sumendi*, Sylvius, liber III : *De ponderibus et mensuris*.

(3) Voir l'*Apparat* de Demeuve, déjà cité.

Peut-être aussi lira-t-on avec intérêt l'une de ces recettes étranges empruntées aux livres de nos anciens pharmacopoles et les manipulations compliquées dont ils faisaient usage pour leur confection.

Aurea Alexandrina (1).

C'est une opiate qui est véritablement antidote, laquelle a pris son nom de l'or qui y entre et son surnom d'un célèbre médecin nommé Alexandre qui l'a inventée et qui l'a mise le premier en usage.

Cette opiate est composée d'un bon nombre d'ingrédients dont les vertus sont merveilleuses, entre autres de l'asarum, du carpobalsamum, de la graine de jusquiame, des girofles, de l'opium, de la myrrhe, du cyperus, du baume, de la cannelle, du folium, de la zedoaire, du gingembre, du costus, du corail rouge, de la cassia lignea, de l'euphorbe, de la gomme tragacante, de l'encens, du styrax calamite, de la sauge plutôt que du nard celtique (comme veut Myrepsus), de la graine de séséli, de moutarde, de saxifrage, d'aneth et d'anis, du bois d'aloës, du rhapontique, plutôt que de la rhubarbe (comme veut aussi Myrepsus), des trochisques d'alipta moschata, le castor, le spicanard, le galanga, l'opopanax, l'anacarde, le mastich, le soulphre vif, le poivre, l'eryngium, les roses rouges, le thym, l'acorus verus, le pouliot, l'aristoloche longue, la gentiane, l'écorce des racines de la mandragore, le chamædrys, le phû, le bois de laurier, les semences d'ammi, l'ammomum, le daucus, les poivres long et blanc, le bois de baume, le carvi, le persil de Macédoine (au défaut duquel on peut substituer notre persil ordinaire), la livesche, la rue et l'apium montanum, les feuilles d'or pur et d'argent, les perles fines, les blattes de Byzance, l'os du cœur de cerf et du pyrethre, etc. Nicolaus Myrepsus y ajoute les dattes, les racines de behen blanc et rouge, le saphyr, l'émeraude, le jaspe et les avelines.

---

(1) Voir l'*Apparat* de Demeuve, déjà cité. Il est enjoint, dit la charte citée par M. Malbranche (*Journal des connaissances médicales*), à tout maître qui aurait à confectionner des électuaires ou opiates de grande conséquence, comme *Aurea Alexandrina*, *confectio anacardina*, *trifera arraccenica*, *theriaca*, *Mithridatum*, où il entre or, argent, margarites, pierres précieuses, ambre gris, musc et autres drogues de grande importance, de le faire savoir auxdits gardes, lesquels, avec les médecins, pourraient vérifier la bonne qualité des dites drogues.

Confectio Hamech major.

Cette confection tire son nom d'un médecin arabe fort ancien, nommé Hamech, qui en fut l'inventeur. C'est un électuaire mol purgatif composé de vingt-sept ingrédients sans y comprendre le sucre.

Que sont ces ingrédients?

Ce sont le suc de fumeterre, les raisins damas, les prunes douces, les myrobolans citrins, les myrobolans chébules et les myrobolans indiens, la rhubarbe, l'épithyme, l'agaric, la coloquinte, la semence ou fleur de violettes, l'absinthe, les sommités du thym, le séné, les semences d'anis et de fenouil, les roses rouges, les tamarins, la casse, la manne, le sucre, la scammonée, les myrobolans citrins, chébules, indiens, belhriques et embliques, la rhubarbe, la semence de fumeterre, l'anis, le spicanard et le polypode.

Pourquoi y en a-t-il qui sont comptés deux fois, tels que les myrobolans citrins, les chébules et les indiens, et la rhubarbe?

C'est qu'ils entrent dans cette composition en deux façons; savoir, en infusion et en poudre, comme on le verra ci-après.

Combien y a-t-il de bases?

Il y en a trois, une qui est cholagogue, une autre qui est mélanagogue, et une autre qui est phlegmagogue.

Quelle est la base cholagogue?

Ce sont les myrobolans citrins et la rhubarde.

Quelle est la base mélanagogue?

Ce sont les myrobolans indiens, le polypode, le séné et l'épythyme.

Quelle est la base phlegmagogue?

Ce sont les myrobolans chébules et l'agaric.

Comment se fait le mélange de tous ces ingrédients?

Il faut (selon Bauderon) premièrement faire provision de lait clair de chèvre ou d'ânesse qui soit fort récent; dans quantité suffisante de ce lait clair, il faut faire bouillir légèrement le polypode concassé; puis y ajouter les prunes mondées de leurs noyaux, les semences, l'absinthe et les raisins Damas aussi mondés de leurs pépins, puis vider le tout dans un pot de terre vernissée, qui soit étroit d'embouchure et couvert, qu'on tient sur les cendres chaudes; le jour suivant, on ajoute les myrobolans concassés et la coloquinte incisée; le troisième jour le séné, l'agaric et le thym; le quatrième, la rhubarbe incisée; le cinquième, l'épithyme, les roses, les fleurs de violettes et le suc de fumeterre; le sixième, le tout étant infusé on lui fait prendre un petit bouillon, puis à demi refroidi est frotté entre les deux mains, fortement exprimé et coulé.

Que faut-il faire de cette colature?

Il faut (selon le même auteur) en prendre une partie qui sert à humecter les tamarins et la casse afin de les passer facilement sur un tamis renversé. Pour ce qui est de l'autre partie elle sera cuite avec le sucre en sirop, dans lequel encore chaud on détrempe les tamarins, la canne et la manne, et enfin le tout étant refroidi et la bassine hors de dessus le feu, on y ajoute peu à peu la poudre suivante, laquelle se fait de myrobolans mondés et arrosés d'un peu d'huile d'amande douce, lesquels myrobolans se pulvérisent facilement avec la rhubarbe, le spic-nard incisé et les semences.

Et la scammonée que devient-elle?

Mesué veut qu'on la concasse seulement et qu'on la fasse bouillir au sirop pour la corriger; mais Bauderon dit, qu'il vaut mieux prendre du diagrède pulvérisé et le mêler avec la poudre ci-dessus d'autant (dit-il), que par la chaleur du feu il se grumèle, donne mauvaise forme à l'électuaire, et que sa vertu en est moindre.

D'après ce que nous venons d'exposer de l'entraînement funeste de la médecine vers l'empirisme le plus aveugle (1), il n'est pas surprenant que le *mestier d'apothicairerie* fut une mine d'or pour ceux qui l'exploitèrent avec intelligence et talent, et que, malgré la concurrence que lui faisaient toujours et les *barbiers drameurs thériacleurs*, et les chirurgiens *paradeurs*, *saigneurs*, *arracheurs de dents* et *vendeurs de drogues en place publique*, le chiffre de leurs affaires devint considérable. Aussi quoique la plupart d'entre eux, en dépit de leurs lettres de maîtrise, fussent d'une capacité douteuse, et

---

(1) *Médicamentorum varietas ignorantiæ filia est*, a dit Roger Bacon, surnommé le Docteur admirable, malgré son faible pour l'alchimie de son époque.

d'une grande ignorance, les apothicaires d'alors (XVIe siècle) étaient-ils fiers de leur titre et d'une outrecuidance sans pareille.

« Un apothicaire, disaient-ils, ne doit pas, il s'en faut (1), être un homme commun; le roi Mithridate était apothicaire, la reine Artémise était apothicaire, et le grand-père du père de l'apothicaire Mesué était roi de Damas. Un apothicaire doit être riche (2), ce qui n'est pas très-commun. Il doit être en même temps bien tourné, leste, adroit, ce qui n'est pas très commun. Il doit être en même temps, jovial, gracieux, discret et sage, ce qui n'est pas très commun. Il doit être en même temps bon anatomiste (3), bon botaniste, bon chimiste, ce qui n'est pas,

---

(1) *Extrait de l'histoire des Français,* par Monteil. *Les Maistres apothicaires au* XVIe *siècle.*

(2) Vieux médecin, jeune chirurgien et riche apothicaire. Voici comment il faut, suivant nous, interpréter ce dicton populaire : Pour être bon médecin il faut l'expérience que donne une longue pratique; pour être bon opérateur il faut être jeune, et pharmacien consciencieux, être aisé. Mais il n'y a pas de règle générale sans exceptions. Voir la deuxième partie des *Erreurs populaires* de Joubert.

(3) Ambroise Paré dit que la connaissance de l'anatomie est indispensable, non-seulement au médecin et au chirurgien, mais il dit aussi que l'apothicaire doit également la connaitre, « lequel ignorant la situation des parties du corps humain, ne pourra bien et dûment selon l'ordonnance des médecins et chirurgiens, appliquer emplâtres, liniments, cataplasmes, épithèmes, fomentations, escussons et autres remèdes auxdites parties malades, comme aux sutures du crâne et parties d'iceluy, etc. Ledit apothicaire, frustant par son ignorance l'intention du médecin, et diffamant ledit médicament par la mauvaise application. Par quoi, toutes ces choses ainsi considérées, il est plus que manifeste à un chacun combien la cognoissance de l'anato-

non plus, je vous assure, très-commun. Enfin, nous ajouterons que d'un homme qui n'a pas accompli son temps d'apprentissage, ou, si vous voulez, son temps d'étude et d'exercice, qui n'a pas été ensuite examiné, admis et reçu par le corps des apothicaires, présidé par un commissaire de la faculté de médecine, le Roi peut, à sa volonté, en faire un comte, un duc, un maréchal de France, mais il ne peut en faire un maître apothicaire. »

Maintenant, revenons un instant sur nos pas et donnons les détails des formes prescrites aux examens ainsi que des cérémonies et solennités qui accompagnaient l'installation de l'apothicaire juré dans sa boutique.

Du XIIIe au XVIe siècle, les corporations s'étant définitivement régularisées, leurs statuts furent enfin mis en vigueur. Nous avons vu précédemment que chaque communauté avait son bureau, sa chambre ou lieu de réunion où s'assemblaient les maistres du métier, afin de discuter les intérêts du corps, de rédiger, à l'occasion, des suppliques au conseil du roi ou au parlement, pour le redressement des abus commis au préjudice de la profession, et enfin d'examiner les candidats à la maîtrise (1).

---

mie est nécessaire à tous ceux qui désirent heureusement, à l'honneur et gloire de Dieu et à l'utilité de leur prochain, faire la médecine, chirurgie et pharmacie. »

(*OEuvres complètes*, édition de l'année 1602.)

(1) Lire l'ordonnance du roi Charles VIII (1484), qui assujettit les pharmaciens à des règles extrêmement sévères.

(*Pandectes pharmaceutiques* p. 38 et suite.)

Le corps des marchands épiciers et apothicaires, des herboristes et droguistes de Paris se réunit successivement dans l'église de l'hôpital Sainte-Catherine, à Saint-Magloire, au chœur de Sainte-Opportune et enfin aux Grands-Augustins. Selon l'usage de ces temps de ferveur catholique, ces confréries choisirent pour patron saint Nicolas, soit, disent MM. Laugier et Duruy (1), parce que leurs marchandises venaient surtout par mer, soit parce que, suivant la croyance populaire, il sortait du corps de ce saint une huile miraculeuse.

Voici, extraits d'une charte, datée du 15 janvier 1508, en l'hôtel de ville de Rouen, par M. Malbranche, des documents, pleins d'originalité, sur les réceptions. Ils résument toutes les dispositions de l'ordonnance du roi Charles VIII, antérieurement édictée (2).

Après un stage de quatre années, avec inscription et serment de *bien et loyalement servir*, les élèves ou ceux qui voudront entrer aux dits métiers, se présenteront *afin d'être examinés et expérimentés* suivant les réglements (3). « *Les maistres, donc es-*

---

(1) *Pandectes pharmaceutiques*, p. 11.

(2) *Journal des Connaissances médicales pratiques et de Pharmacologie*, 5 juillet 1852, p. 521.

(3) Les aspirants apothicaires devront, avant qu'ils pussent estre obligez chez aucun maistre de cet art pour apprentis, savoir la grammaire et estre suffisant latins pour entendre les livres servant à l'art. (*Arrêt de* 1536.)

Les ordonnances des médecins étaient alors formulées en latin ; ce fut au XVIIe siècle qu'on commença à les écrire en français, afin dit Guy Patin, de faire enrager les apothicaires. Nul doute que cela n'ait encore été plus funeste à la médecine. (Voir ses *Lettres*.)

» *tant dans la cambre, on ouvrira le coffre où » sont les réceptes de médecine, pour savoir s'il » les saura (le candidat) bien lire, entendre et ex- » poser facilement. Ensuite on lui fera lire les ré- » ceptes de Mésué, Nicole et autres auteurs. Puis » lui seront montrés les droguiers munis de leurs » drogues, lesquelles il doit nommer, cognoitre les » bonnes des aultres, et pourra être enquis de leur » effet et préparation.* » Le récipiendaire était mené ensuite aux herbiers (1) et interrogé sur icels. Enfin venait le chef-d'œuvre : « Le dernier passé maître » lui administrera les vaisseaux, outils et ustensiles, » et tiendra les mesches ainsi qu'il le demandera, » devra être continuellement au chef-d'œuvre et ne » luy dira rien pour l'aider ou nuyre. » Quand on délibérait, « le candidat, son maître ou quelque au- » tre qui lui fut affecté » sortaient de la chambre jus- » qu'à ce que l'opinion des maîtres soit reçue par les » gardes, lui appelé, sera prononcé ce qui aura été » conclu par un des gardes.

Le prix ordinaire des réceptions était de 10 livres ainsi réparties ; 40 sols tournois au roy, 40 sols aux deux médecins, 20 sols à chacun des trois gardes, 30 sols à la boîte des affaires communes dudit état et 30 sols à la boîte de la confrérie. Les fils de maîtres ne payaient que demie hausse (2). Là ne se bornait

(1) Acte des herbes. Les droguiers comprenaient alors beaucoup de préparations pharmaceutiques officinales ; l'acception de ce mot est modifiée aujourd'hui. Les pharmaciens ne sont plus des droguistes ; et ce n'est plus qu'en riant qu'on dit qu'ils vendent des drogues.

(*Note de l'auteur*, de l'art. cité.)

(2) Art. de l'ordonnance de 1484 : ils étaient aussi dispensés du chef-d'œuvre.

pas le cérémonial de la fête. « En France, dit M. Bégin (1), aussi bien qu'en Allemagne, aucun candidat n'était reçu maître sans festin ni buvette. Il ne suffisait pas de donner tant au médecin examinateur, tant pour le tronc de la confrérie ou de la zunff, tant au prévôt ou lieutenant de police, tant pour le diplôme ; il fallait encore que le récipiendaire régalât gracieusement ses juges et compagnons (2). Dans la plupart des villes, le jour qu'une boutique d'apothicaire devait passer entre les mains d'un nouveau *maistre*, on ornait de fleurs la devanture de cette boutique, on y plantait un may, et tous les apothicaires, les barbiers, les médecins, les épiciers, précédés des ménestrels (3), et suivis des animaux à lait médicinal, les chèvres, les ânesses couronnées de guirlandes et tenues en laisse par les meneurs et meneuses qui chantaient les anciens et naïfs virelais d'usage, conduisaient l'élu de la faculté à son officine. Une accolade avait lieu entre l'ancien et le nouveau maistre, puis les garçons ou compagnons présentaient leur bouquet en échange. Cela fait, le récipiendaire s'asseyait gravement du côté dextre de la boutique, derrière un immense comptoir qui for-

---

(1) M. Bégin. Article déjà cité.

(2) Jusqu'en 1814, la salle du collége de pharmacie fut affectée aux repas que les aspirants donnaient aux juges le jour de leur réception et non ailleurs dit l'art. du Réglement, *pour tenir toujours réunis ceux qui doivent les présenter*, etc.

(*Histoire des Apothicaires*. par M. A. Philippe.)

(3) *Histoire des Français*, par A. Monteil.

mait une sorte de préau, et répondait aux salutations des membres du cortége et des voisins. En certaines localités, il essayait ses balances et donnait, le premier jour, à chaque visiteur, un petit paquet de sel ou de verveine. »

Déjà nous avons fait la description d'une boutique d'apothicaire au moyen âge, nous donnons de nouveau celle d'une pharmacie qui emprunte au XVe siècle une couleur locale. C'est encore M. Bégin qui nous la fournit : « Jusqu'à une époque rapprochée de la nôtre, dit-il, les boutiques pharmaceutiques demeuraient ouvertes dans toute la largeur de l'ogive qui encadrait la devanture, un ou plusieurs réchauds posés sur le sol opérait la coction des préparations officinales, tandis que les substances se réduisaient en poudre ou subissaient les mélanges prescrits dans d'énormes mortiers de fonte placés aux angles *extérieurs* de l'officine (1). Les drogues se trouvaient comme aujourd'hui sur des planches étagées; mais, au lieu de bocaux en cristal, de vases en fine porcelaine, c'étaient des espèces d'amphores en terre cuite, des pots à canon et de petites caisses en bois blanc, étiquetées d'après le formulaire de

---

(1) La construction des maisons du moyen âge permettait de les placer ainsi ; la plupart, en effet, surplombaient de beaucoup audessus du rez-de-chaussée, ou bien, comme on le voit encore dans certaines villes, elles avaient des porches ou galeries couvertes.

Les pharmaciens n'avaient point de laboratoire (ouvroir) comme de nos jours, les alchimistes seuls en avaient.

Voir la description et le plan d'une boutique d'Apothicaire, par Jean de Renou. (*Histoire des Apothicaires* p. 4.)

Mésué, ou celui de Galien dont l'image décorait ordinairement les panneaux extérieurs de la devanture. Une niche d'honneur, pratiquée au fond de la boutique, était occupée soit par la statue du Rédempteur, soit par celle de saint Christophe, de saint Côme ou de la Vierge. Les apothicaires calvinistes avaient placé Mercure, dans cette niche, au grand scandale des catholiques romains. » A cette époque, la distribution des remèdes n'était point encore faite dans des vases de verre; c'étaient généralement des flacons en étain qui servaient à cet usage, ainsi que nous l'apprend le manuscrit des comptes de la cour de Louis XI (année 1469) (1). Les sangsues étaient aussi bien rarement prescrites, on n'en voyait point chez les apothicaires, et c'étaient les chirurgiens ou les barbiers qui les vendaient et les appliquaient.

Ainsi que nous l'avons dit précédemment, depuis que la Méditerranée était ouverte à nos navigateurs (2), les relations plus fréquentes du levant et de l'occident avaient introduit dans la matière médicale d'Europe les provenances variées de l'Inde et de l'Arabie. De son côté, la chimie, ou plutôt la savante alchimie (on l'appelait aussi philosophie fu-

(1) Pour 2 flascons d'estaing où le roy fait porter des eaux pour servir à sa personne XLII solz VI deniers. Pour 2 flascons destaing pour en iceulx mettre l'eau rose et de fumeterre pour ledit seigneur XXXV solz etc.

(2) L'invention de la boussole changea, au XVe siècle, tous les errements, toutes les conditions de la marine en permettant aux hardis navigateurs d'entreprendre sans danger de lointains voyages.

soire), dotait la thérapeutique de ses plus précieux agents, les composés de mercure, les préparations d'opium, de soufre, d'antimoine, le précipité rouge, l'alcali volatil, l'éther sulfurique, etc., etc., et venait accroître d'autant les ressources de l'art de guérir. Enfin, la découverte du Nouveau-Monde, cette terre de miracle qui allait bientôt devenir pour le vieux continent une source de richesses scientifiques et médicales, nous léguait des baumes inestimables, des bois, des écorces doués de vertus presque divines, des plantes d'une activité surprenante, etc. (1). Jouissant de tous ces trésors, et profitant adroitement des systèmes divers qui se partagèrent la médecine de ce temps (2), la pharmacie professionnelle acquit en France une grande importance et prit un développement considérable, surtout à Paris. Au lieu de ces boutiques toutes petites comme celles des anciens apothicaires de villages, toutes confuses comme celles des épiciers-droguistes, ce furent de vastes et beaux magasins couronnés d'une grande enseigne, peinte à l'image de quelque saint (3) ou d'une croix de diverses couleurs (4) ; leurs

(1) Le quinquina fut importé en Europe en 1640. Voir Guibourt, *Histoire des drogues simples*; la salsepareille, le gaïac, le sassafras, l'ipéca, le ratanhia, la vanille, etc., beaucoup plus tard.

(2) Le galénisme et l'arabisme.

(3) La manie des enseignes fut si extravagante qu'on vit certains marchands se ruiner dans ce genre de luxe. (Voir *la Ville de Paris*, par Colletet, 1679, ch. des enseignes.)

(4) En ce temps-là les barbiers chirurgiens avaient pour enseignes des plats à barbe ; les chirurgiens avaient la royale fleur de lis gardée par trois boîtes d'or.

rayons et leurs tablettes se garnirent des substances sans nombre empruntées aux trois règnes de la nature et coquettement disposées dans de jolis pots émaillés, dans des flacons vernissés en bleu, dans d'élégantes chevrettes ou des coffrets de bois peints et dorés (1); en un mot, le luxe et le confortable, importés d'Asie, remplacèrent l'indigence et le désordre des apothicaireries du moyen âge.

Il faisait beau voir alors le maître de l'établissement se prélassant gravement dans un large fauteuil en bois et se donnant l'attitude un peu ridicule d'un docteur régent. Bientôt il fallut créer d'énormes laboratoires pour opérer, suivant la forme des mixtes, toutes les transformations chimiques qu'on voulait faire subir aux différents corps (2) et pour contenir les instruments étranges qui servaient à cet usage ; les fourneaux de toute forme, le fourneau universel, le réverbère clos, l'athonot, le piger Henricus, etc., etc. ; des alambics aveugles, des rosaires, des pélicans, des retortes, des curcubites ou vessies, des aludels, des chapelles, des cornemuses, des ballons, des vaisseaux de rencontre, etc. ; le lut ou sceau d'Hermès, une longue ligne de vases de grès, de poterie et de verre pour renfermer les résultats des opérations; les sels, les alcalis, les alcools, les régules, les crocus

---

(1) A consulter : le *Facétieux Dévis* par Moulinet. Paris, Techener, place du Louvre, ch. d'un apothicaire d'Angers.

(2) *Traité de la chymie*, par Christophe Glazer, apothicaire ordinaire du Roy et de monseigneur le duc d'Orléans. J'ai cet ouvrage et les trois planches figurant ces divers instruments. Imprimé à Lyon en 1679.

martiaux, les bézoards, les cristaux, les fleurs minérales, les chaux, les huiles végétales, les précipités, les teintures, les extraits, les esprits, les tierces, les quarts, les quintessences, etc. ; enfin, le nombreux catalogue des ustensiles pour manipuler les divers médicaments ; les mortiers, les pilons, les spatules, les chausses à hypocras, les vases en pierre, en marbre, en verre, en ivoire, en argent, en or (1). En effet, se représente-t-on aisément une pièce toute encombrée des minéraux et des végétaux usités alors dans la pharmacie ; en outre, des animaux ou parties d'animaux tels que les mouches à miel, les vers de terre, les cloportes, les crapauds, les serpents, les salamandres, les vipères ; les foies et intestins de loup, la rate de bœuf, le poumon de renard, les mâchoires de brochet, la corne de cerf, de buffle, de licorne et de rhinocéros ; les os du cœur des cerfs, la dent d'éléphant, les ongles d'élan, le crâne humain d'*un* homme *mort* de mort violente, « toutes drogues, toutes substances, dit Glazer, qui distillées (2), sublimées, rectifiées, digérées ou décomposées, devaient produire des sels de la dernière subtilité, possédant de très-grandes vertus et pouvant passer pour les principaux remèdes de la pharmacie. » Certes, la vie d'un apothicaire à cette époque devait être une existence de continuels labeurs, d'incessantes occu-

(1) *De instrumentis,* autore Sylvio, liber III, cap. Instrumenta pharmacopolarum.

(2) Les apothicaires-distillateurs ne pouvaient distiller qu'*es choses de leurs boutiques, ou en chymie.* Les distillateurs ordinaires tiraient les essences et fabriquaient les liqueurs de goût. (*Ordonnance du roi.*)

pations qui ne siéraient guère à bon nombre de nos confrères d'aujourd'hui, grands amateurs du *far niente*. « Cependant, dit M. Fée, c'est ainsi que les pharmaciens devinrent les pères de la chimie par la nécessité où ils se trouvèrent de raisonner la partie pratique de leur art ; sédentaires par nécessité, exacts jusqu'à la minutie, patients et laborieux, ils passèrent leur vie dans des travaux obscurs, mais en réalité glorieux (1). » C'est ainsi, ajouterons-nous, que, devenus riches, par un débit prodigieux d'apozèmes, de bols, de juleps, de potions, de pilules, d'opiates et d'électuaires, etc., ils s'attirèrent de la part des docteurs de sévères réprimandes qui dégénérèrent en longue querelle et en guerre ouverte (2). On les accusa d'avarice, de fraude et d'exagération, de prétentions au savoir, on signala les substances introuvables, les drogues adultérées, plusieurs pamphlets furent publiés contre eux. Symphorien Champier (3) et Lisset Bénancio (4) leur re-

---

(1) *Encyclopédie des gens du monde*, article Pharmacie, par Fée.

(2) La querelle finit en 1631 par un traité de paix. Les apothicaires reconnurent les médecins pour *leurs pères et bons maîtres*, et jurèrent de leur porter honneur et respect. (*Voir les Pandectes*.)

Du temps de la Fronde, un médecin de Paris, nommé Louis Martin publia une traduction en vers burlesque de L'*Eschole de Salerne* et qu'il dédia à Scarron. Les apothicaires lui intentèrent un procès, mais il le gagna et la Faculté le dédommagea des frais qui s'élevaient à 45 livres 15 sous.

(3) Symphorien Champier, premier médecin du duc de Lorraine, mourut à Lyon, sa patrie, après avoir, dit le *Dictionnaire historique*, publié beaucoup de mauvais ouvrages.

(4) Sébastien Collin, médecin de Fontenay-le-Comte en Poitou, publia sous le nom de Lisset Benancio, anagramme de son nom, un pam-

prochèrent de débiter sans ordonnances et de donner des consultations médicales (1).

« Souventes foys, dit le Myrouël des apothicaires, » ils abusent et contrefont les médecins là ou les » plus saiges sont bien empeschez, dont plusieurs » souvent perdent la vie, à cause que les appothicai- » res veulent faire et contrefaire du médecin, des- » quelx Dieu nous veuile défendre, car plusieurs » maux en viennent et font souvent les cemetiers » boussus avant leur terme. »

---

phlet assez mordant intitulé : *Déclarations et tromperies que font les apothicaires*, auquel répond victorieusement, *La déclaration des abus et ignorance des médecins* (ouvrage très-utile et profitable à un chacun studieux et curieux de sa santé, par Pierre Braillier, marchand apothicaire de Lyon.) (Voir les *Œuvres de Bernard Palissy*, annotées par Cap.)

Portrait de l'apothicaire, par Gui Patin et par maître Jean Houlin, *Turpissimi lucriones, artis nostræ scandala et opprobria, animal fourbissimum, faciens bene partes et lucrans mirabiliter.*

Ambroise Paré ne traite pas mieux les apothicaires de son temps. Après avoir prouvé que la corne de licorne est très-rare, ce qu'on ne pourrait croire en la demandant à tous les apothicaires de la France, qui disent en posséder de la vraie et en bonne qualité, posons, ajoute-t-il, qu'il s'en trouve quelquefois une. Comment serait-il possible qu'ils en fussent si bien fournis ? A cela connait-on qu'il y a bien de l'imposture ?

Et plus bas, parlant de l'avarice des apothicaires : Surtout que l'on se garde que l'apothicaire par avarice, au lieu d'huiles exactement tirées ne vous en suppose de vieilles rancides et salées, car au lieu de rafraichir vous échaufferiez.

(1) L'arrêt de 1598 recommande le plus grand soin dans les visites des officines, et il prescrit à la faculté de dresser une liste exacte des noms, prénoms et demeures des médecins exerçants et reçus. Cette liste imprimée était distribuée aux pharmaciens pour qu'ils connussent ceux qui seuls auraient le droit de formuler ou de signer une ordonnance.

« La plupart, s'écriait Bénancio, sont ennemis de Dieu et sont de véritables homicides (*multi ex pharmacopœis sunt Dei inimici et homicidæ*); car ils ne se conforment pas aux prescriptions des médecins, ils ne reculent pas devant un mensonge et devant l'emploi d'une mauvaise drogue. L'amour insatiable de l'or leur suggère mille tentatives coupables, » « tellement, dit cet auteur, *que ces damnés » avaricieux ppotiquaires usent de leur art à tort » et à travers et fauchent la vie des hommes » comme un festu.* »

Sans doute, il y eut au XVIIe siècle, comme de nos jours, des apothicaires ignorants et cupides, « *em- » péricques sans grammaires, ny latin, rudes, » imprudentz, sans consciece, n'aymant Dieu ny » sa religion ou bien petit* » (1). Peu scrupuleux de leur manière d'agir, il y eut des apothicaires vaniteux, pleins de suffisance et d'orgueil, dont le caustique Gui Patin a flagellé cruellement et avec raison les travers et les ridicules (2) ; il y eut aussi, n'en doutons pas, de ces hommes simples et studieux, mais indépendants par caractère, que la faculté ne put jamais plier à ses hautaines exigeances : *Indé*

---

(1) Demeuve, chargé, en qualité de lieutenant de feu M. Vallot, de visiter les pharmacies, se plaint aussi des désordres qui s'y commettent par l'ignorance des apothicaires et de leurs apprentis, qui ne savent pas le latin, qui ne savent même pas le lire : ils n'exécutent plus, dit-il, les ordonnances des médecins dont ils se moquent, substituant une infusion à la décoction, des décoctions aux infusions, et infinité d'autres choses semblables.

(2) Lire les *Lettres de Gui Patin.*

iræ. Mais en regard, combien de médecins extravagants et systématiques. Sans compter Montagna de Bologne, qui attribuait dans les formules aux nombres impairs une vertu toute particulière ; ainsi, 5 pilules, 3 prises, etc. ; Bartholin, voulant transporter les maladies et transplanter les dents (1) ; Domergue, enseignant l'usage des barbes d'une plume passées dans les narines pour conserver la santé (2), et pour tirer toutes les maladies venant de la tête, et la poudre de sympathie et d'assimilation, et la potion salutaire de Guénaud, et les remèdes anti-écliptiques et anti-cométiques (voir les lettres de Gui Patin), et les médecins géomètres, physiciens, mécaniciens ou astrologiques, disciples de Vanhelmont, du grand Vanhelmont qui rêva pendant 30 ans (*per triginta solidos annos*), pour ne voir en nous que des alambics dont nos organes sont les chapiteaux, les cornues, les matras (3), ou de Paracelse, son illustre

---

(1) Voir le *Journal des savants*, 15 juillet 1675, suite des remarques tirées du livre de M. Bartholin, contenant quelques choses particulières sur la transformation des maladies.

(2) *Moyens faciles et assurés pour conserver la santé*, par le sieur Domergue, deuxième édition, 1689. Voir la théorie des 5 corpuscules élémentaires (*Essai d'anatomie*, Paris 1695 : *Discours des éléments des corps animés*, sect. 1) qui, par les pores, entrent continuellement dans notre corps ou en sortent. Les uns, les acides sont anguleux ; les autres, les alcalis, sont composés de parties dilatées ; les autres, les soufres, sont branchus ; les autres, les flegmes, sont longs et aux extrémités arrondis en ovale ; enfin, les autres, les terreux, sont cylindriques.

(3) Lire Munaret : *Lettre dixième*, p. 479 et suivantes.

maître, cherchant dans l'alchimie cabalistique le secret de l'immortalité (1) ; combien de médecins empiriques, ou pour mieux dire, vrais charlatans qui, pour briguer la clientèle, se firent sans rougir porter *eux* et *leurs miracles* sur les livres d'adresses (2). D'où nous concluons que dans ces plaintes mutuelles il y avait plus de puérilité que de motifs sérieux. Mais revenons à notre sujet.

Depuis l'édit de 1353, qui obligeait les apothicaires *à avoir* pour règle *leur livre qu'on appelle* dit l'ordonnance *antidotaire Nicolas*, corrigé par les maistres du mestier, au conseil desdits médecins et assistants (3), aucune pharmacopée en français n'avait été revêtue du sceau de l'autorité : ce ne fut qu'en 1639, après une longue attente et par suite de nouveaux ordres du roi Louis XIII donnés à la faculté, que parut le premier *Codex officiel* (4), auxquel tous les pharmaciens furent légalement tenus de se conformer. Ce dispensaire, quoique fort imparfait, contenant dans ses nombreux articles toutes les recettes

---

(1) Paracelse (Aurelle-Philippe Théophaste Bombast de Hohenheim) fut l'un des premiers qui se servit avec succès des remèdes chimiques. Il crut trouver, dans l'*Elixir de propriété*, un breuvage immortel ; mais il éprouva lui-même la vanité de sa promesse, étant mort à Saltzbourg, vers 1534 à 37 ans, selon les uns, à 48 ans selon les autres.

(2) Voir le *Livre commode des adresses au* XVIIe *siècle*, art. *consultations*.

(3) *Pandectes pharmaceutiques*, page 29.

(4) L'*Antidotaire* était composé par les anciens de la faculté et les papiers ou manuscrits en dépôt entre les mains du doyen ; il fallait le consentement de la faculté pour l'impression de ce livre.

rationnelles usitées jusqu'alors, mit fin à ce déluge de Lexicon, de pharmacopées, de traités de pharmacie théorique et pratique, que le XVIe siècle avait vus naître, entre lesquels nous citerons ; la *Méthode de composer les médicaments*, par Jacques Dubois dit Sylvius, le *Dispensatorium medicum* de Jean de Renou (1), et la *Pharmacopée* de Brice Bauderon.

On devait espérer que la publication d'un code pharmaceutique légal ferait cesser sinon complètement, du moins en partie, cette multiplicité de remèdes galéniques et mystiques, cette médicasserie compliquée qui avaient abaissé la science au niveau d'un empirisme routinier (2).

Il n'en fut point ainsi. Les médecins, les chymiâtres, les chimistes, paracelsites, spagiriques, arabistes et bézoardistes antimoniaux continuèrent, en dépit de la verve satirique, des sarcasmes de Gui Patin, de prescrire à leurs malades des juleps cordiaux, du mithridate, du diaphénix et autre bagatelles *in gratiam Pharmacopœorum.* Ils osèrent même, malgré les deux decrets solennels de la faculté, tous

---

(1) Jehan de Renou, médecin né à Coutances, est la perle de tous les pharmacographes de l'Europe, dit Olivier de Serres, l'unique démon en son pays de Normandie de sa profession et le lustre de ses compagnons à Paris.

(2) Les ordonnances étaient fort souvent de 3 à 4 pages : on ordonnait journellement l'album græcum, le sang d'aspic, la fiente d'épervier, de pigeon, etc., la pierre d'aigle, la graisse d'anguille, la dépouille du serpent, la rosée de mai, la cervelle d'ane, la cigale, la cendre de hérisson, la graisse humaine, etc., etc. Voir Démeuve.

deux autorisés par le parlement (1), ordonner l'émétique et en vanter les propriétés (2).

Tant que dura cet engouement de la polypharmacie, les apothicaires, peu nombreux et vivant avec aisance et facilité, ne s'inquiétèrent point de nouveaux moyens de faire fortune, généralement satisfaits d'une position que ni les épiciers (3), ni les maisons religieuses (4) ni les chirurgiens, malgré leurs empiétements journaliers (5), ne pouvaient contre-balancer. Ils étaient calmes, prudents, pacifiques, prêchant la concorde et l'union entre les membres de la grande famille médicale. Riches pour la plupart, mais de mœurs simples; au rebours des chirurgiens

---

(1) L'antimoine et notamment l'émétique, comme poison, furent condamnés par deux décrets solennels de la faculté.

(2) Voir l'*Antimoine justifié et triomphant*, par Eusèbe Rénaudot, Paris, 1653, et la *Stimimachie*, par le sieur Conneau Célestin, Paris, 1656. En 1666, l'antimoine proscrit depuis près de cent ans fut autorisé par un arrêt du Parlement (Gui-Patin, tome III, page 609, note de M. Reveillé Parisse). Les apothicaires donnaient des bains de vapeurs, ils avaient des étuves aromatiques.

(3) Au XVIIe siècle, les épiciers vendaient encore de la casse, du séné, de la rhubarbe, des tablettes cordiales, des sirops de diverses espèces. Aujourd'hui même ils ne se tiennent pas pour battus et, malgré les lois et les ordonnances, ils continuent à débiter des préparations qui sont évidemment du ressort de la pharmacie.

(4) Malgré la défense expresse faite par le Conseil d'Etat le 17 décembre 1698, les jésuites avaient dans leurs maisons un frère apothicaire; à Lyon ils vendaient une certaine confection purgative, ce qui faisait beaucoup de tort aux apothicaires de Lyon. (Voir Gui Patin.)

(5) Les chirurgiens, barbiers ou maistres de chef-d'œuvre, empiétaient sur les apothicaires; ils faisaient et vendaient toujours des emplâtres, et remplaçaient les premiers quand ils le pouvaient.

(1), peu élégants, dit la chronique, quoique habillés de beaux damas les jours ouvrables et de beau velours le dimanche, portant perruque ronde, ils avaient déjà pour gendres des docteurs médecins, et leurs fils prenaient leurs grades dans la faculté qui les protégeait (2). Hélas! cette prospérité n'eut qu'un temps, les privilèges des apothicaires des maisons royales (3), le nombre croissant des officines (4), enfin l'école des phlébotomistes, mettant les malades au régime du docteur Sangrado, réduisirent bientôt cette immense consommation de drogues de toute espèce.

Il fallut aviser d'un autre moyen : l'on inventa le remède secret et la spécialité. Un certain Julian Paulmier, Normand d'origine et fin matois, débita, selon Gui Patin, le premier composé de cidre dans lequel il faisait macérer du séné; il fit en peu d'années une très-belle fortune. A son exemple, d'autres apothicaires utilisèrent *leur talent*, et bientôt l'on vit apparaitre dans les livres d'adresses de la ville de

(1) Les chirurgiens aimaient les vêtements éclatants, les maîtres habillés de rouge, l'épée au côté, les garçons habillés d'une veste, ceints d'un tablier, c'est-à-dire en habit d'opération stationnaient dans leur boutique où était appendu leur brevet ou parchemin de trois pieds en carré, écrit en lettres d'or et encadré dans des médaillons de feuilles d'olivier (école de Montpellier).

(2) Voir *Bulletin de pharmacie*, tome II, page 7. Requête de la faculté en 1742, en faveur des apothicaires.

(3) Voir l'édit de mars 1707. *Privilèges des apothicaires des maisons royales*, (*Pandectes* page 95.)

(4) A la fin du XVIIe siècle, les apothicaires étaient déjà fort nombreux.

Paris (1), des réclames qui laissent bien loin derrière elles les annonces de nos plus impudents spécialistes (2).

M. Alary, privilégié du roi, qui par l'infidélité de ses commis s'est trouvé mal des bureaux qu'il avait établis dans les provinces, pour la distribution de ses tablettes fébrifuges, et de son sirop purgatif de la bile, ne laisse pas d'en continuer la distribution chez lui au bout du pont Saint-Michel, devant le quai des Augustins, à l'enseigne du Page du roi.

Ledit sieur Alary se propose de publier bientôt un spécifique pour les fièvres continues, pour la pleurésie, etc., qui agit avec une promptitude extraordinaire.

M. Rouvière, apothicaire ordinaire du roi et des camps et armées de Sa Majesté, qui n'est pas moins curieux dans sa profession, et qui a fait deux préparations publiques de la thériaque d'Andromachus, avec un applaudissement général, vend d'ailleurs une eau vulnéraire qui est d'un très-grand effet dans les plaies d'arquebusade, rue Saint-Honoré, près Saint-Roch, où il a une boutique d'une propreté extraordinaire.

M. de Blégny fils, médecin et apothicaire du roi, sur le quai de Nesle, au coin de la rue Guénégaud,

---

(1) Julian Paulmier, médecin, ancien valet de ferme (*Lettre de Gui Patin*, tome I, page 289.)

(2) Extrait du *Livre commode des adresses*, par Abraham Du Pradel, astrologue lyonnais. Paris, 1691.

Voir aux notes générales comment et dans quelles maisons étaient vendues en gros les drogues et les produits pharmaceutiques au XVIIe siècle.

tient aussi un assortiment complet de toutes les compositions, extraits, eaux distillées, sels et magistères de la pharmacie galénique et de la chimie, tant de la préparation de Paris que de celle de Montpellier, de Provence, d'Italie, etc., aussi bien que les baumes verts, noirs et blancs du Pérou, de Judée, etc.

C'est le seul artiste à qui les descendants du signor Hiéronimo de Ferranti, inventeur de l'orviétan, aient communiqué le secret original.

Il dispense aussi tous les remèdes cachetés et publiés par ordre du roi ; une conserve et une liqueur pour la guérison des phthisiques et des pulmoniques ; une tisane filtrée pour purger doucement et agréablement la bile, la pituite et généralement toutes les superfluités.

Une eau vulnéraire qui guérit le scorbut et les ulcères de la gorge, les cancers, les écrouelles ulcérées, la teigne et les ulcères malins et variqueux des jambes et d'ailleurs.

Une eau anodine qui repousse avec une promptitude surprenante la douleur de dents et toutes les espèces de coliques, les douleurs véroliques, le rhumatisme, les douleurs causées par le mercure, la sciatique et la goutte des mains et des pieds.

Une liqueur de Jouvence, qui rectifie les constitutions vicieuses, qui désopile les viscères obstrués, qui corrige les défauts de la digestion, qui guérit radicalement le vertigo, la migraine et les vapeurs, qui règle les excrétions ; en un mot, qui rajeunit comme une espèce de fontaine de Jouvence.

Une eau dyssentérique d'une vertu infiniment au-dessus de la racine émétique, puisque, sans faire vomir ni causer la moindre incommodité, elle arrête infailliblement, en une ou deux prises, toutes espèces de cours de ventre, de flux de sang et de dyssenteries.

Un spécifique infaillible pour prévenir et pour guérir promptement, sûremeut et infailliblement toutes les maladies vénériennes.

Des grains et des liqueurs balsamiques pour la guérison des gonorrhées, des pertes blanches, de l'impuissance vénérienne, de l'incontinence d'urine, etc.

Une essence végétale qui guérit à jamais la douleur et la carie des dents.

Une eau hystérique, qui abaisse les vapeurs des femmes et qui les délivre sur-le-champ des plus violentes suffocations et de la plupart des mauvais travaux.

Les eaux d'Ange, de Cordoue, d'amaranthe, de fleurs d'orange, de thim, et généralement les eaux odoriférantes et médicinales qui servent aux cassolettes philosophiques, pour parfumer et désinfecter les chambres et pour guérir les maladies par sympathie.

Plusieurs remèdes infaillibles pour guérir très-promptement les descentes sans opérations, sans rien prendre par la bouche et quelquefois sans bandage et sans retraite.

Une eau diurétique pour la dissolution et l'expulsion des glaires, du gravier et de la pierre des reins et de la vessie, et un grand nombre d'autres spécifiques expérimentés pour les maladies des yeux, la surdité, le bourdonnement d'oreilles, les ulcères du nez, les loupes, les figues, les porreaux, etc.

Une eau et un sel fébrifuges qui guérissent la fièvre sans retour en très-peu de prises.

Tous ces remèdes sont distribués dans des bouteilles et boîtes cachetées, sur lesquelles on fait coller l'imprimé qui enseigne leurs vertus et leurs usages.

Une personne solvable qui connait la vertu de ces remèdes, s'oblige quand on le veut d'en payer la valeur en l'acquit des malades en cas qu'ils ne guérissent pas, pourvu qu'ils conviennent de payer au double pour une parfaite guérison.

Cependant les arts chimiques faisaient de continuels progrès. Abandonnant la vaine recherche de l'élixir de Jouvence, de l'élixir de longue vie, de la panacée universelle et de tant d'autres secrets de la science hermétique, les chimistes n'étudièrent plus que la décomposition et la recomposition des éléments des corps pour les approprier à la médecine. Leurs traités firent connaître les produits de l'analyse des matières minérales, végétales et animales, et quelles en étaient les propriétés (1). Assurément il y a loin du prototype de l'art chimique de René de Lancastre (Paris, 1620), où il est dit « que l'argent vif » est une eau visqueuse condensée et espoisse dans les

---

(1) Bourdelin (Claude), de Villefranche, près Lyon, né en 1621, mort en 1669, pharmacien, présenta à l'académie des sciences, dont il était membre, plus de 2,000 analyses de toute sorte de corps. (Voir son *Éloge*, par Fontenelle.)

» viscères de la terre, que l'univoque consistence des » qualités de l'or servent à l'antipéristase de l'or con- » tre le feu matériel,» à l'appendice général de Glauber (Amsterdam, 1660), dont le premier axiome est *in sole* et *sale omnia*, et surtout au cours de chimie du sage et savant Lémery (Paris, 1673), et au *chimiste physicien* du docteur Mogin, qui, l'un et l'autre, soumettent tout à l'expérience des faits. Dès ce moment la pharmacie théorique et pratique entra dans une nouvelle voie(1). «Moïse Charas, Kunckel, Glau- » ber et Lémery, déjà cités, commencèrent, dit M. Fée » (2), à se rendre compte des opérations confiées à » leurs soins. Ils appliquèrent la chimie aux prépara- » tions pharmaceutiques et soumirent la matière mé- » dicale à l'analyse. Sans doute, les perfectionnements » furent lents, la marche vacillante, mais il suffit de » poser les bases et d'indiquer le but pour bien méri- » ter de la postérité. » L'estime et la considération dues à des efforts si persévérants, à d'aussi utiles travaux rejaillirent-ils sur la profession tout entière? en tira-t-elle quelque lustre? Non assurément, il faut bien l'avouer. Réunis au corps des épiciers, les marchands apothicaires du XVIIe siècle furent encore soumis aux us et coutumes de la compagnie (3).

---

(1) *Histoire des Français* par Monteil.

(2) *Encyclopédie des Gens du Monde.*

(3) Au XVIIe siècle l'apprentissage était de 4 ans. Il fallait ensuite un stage de 6 ans de service chez les maîtres comme garçon. Le brevet d'apprentissage coûtait 88 livres, et la maîtrise environ 2,000 écus, si ce n'est pour ceux qui avaient gagné maîtrise par un certain nombre d'années de service dans les hôpitaux.

Longtemps encore, la confection de la thériaque d'Andromachus annoncée par d'énormes affiches imprimées, où étaient nombrés les savants ingrédients qui la composent, fut faite avec solennité au siége de la confrérie (au cloître Sainte-Opportune), sous les yeux des magistrats assistants (1).

Longtemps ils se crurent bien au-dessus des barbiers-chirurgiens, par leurs charges à la cour (2), par leurs officines mieux ornées (3), enfin par la singularité de leurs comptes, savants et scientifiques, admirés d'un bout de la France à l'autre, et brillant de ces caractères antiques avec lesquels ils figuraient le *secundum artem*, le *quantum satis* (4).

---

(1) Voir à la fin de la *Thériaque d'Andromachus*, par Moïse Charas. Paris, 1685.

(2) Au XVIe siècle, le médecin du roi avait 1200 livres d'appointements, l'apothicaire 800 et le chirurgien 200 livres.

(3) Les chirurgiens avaient leurs boutiques rangées dans les divers quartiers de Paris, et espacées à des distances voulues par les ordonnances. (*Statuts des chirurgiens.*)

(4) *Exemple d'un compte ou partie d'apothicaire au* XVIIe *siècle.*

« M. le marquis de Vence doit :

» Du 23 mai 1668. Pour madame la marquise sa femme.

» Deux émulsions faites, alia emultio seminis citri in aqua portulacæ extract. 2 s. corallin. 18 s.

Sirup. de limone 5 s.

» Du 9 octobre 1669. Pour un clystère émollient et carminatif bend. laxat. et cochlear., mellis mercurialis et olœi chamomil. 15 s.

» Dudit jour. Aqua sinnàmomi Drach. 1. 10 s.

» Dudit pour ledit. 1 bolus cordial. 10 s.

» Dudit. Olœi nucis muscat. 8 s.

» Je soussigné confesse avoir reçu de monsieur le marquis de Vence,

Chaque année enfin, le lendemain de la fête de St-Luc, après la messe des morts (1), ils vinrent à la suite des chirurgiens faire hommage à la faculté, lui payer un écu d'or, et jurer entre les mains du doyen, qu'ils reconnaissaient toujours les médecins pour leurs *pères* et bons *maitres*, etc.

Orgueil et bassesse qui durant tant d'années enlevèrent à la pharmacie professionnelle toute sa dignité et qui la retinrent dans un état d'infériorité marquée. Jusqu'au milieu du XVIIe siècle, cette position resta donc la même, quoique plusieurs pharmaciens se fussent placés hors ligne, par leurs études et par leurs travaux.

Avant de clore cette période que les événements politiques allaient bientôt modifier profondément, en changeant les mœurs et les habitudes de la société française, nous allons donner la description d'une ancienne boutique d'apothicaire, description extraite de l'histoire de Nantes, par le docteur Guépin.

» le payement du compte ci-dernier en septante livres, patare et le
» tiens quitte, à Avignon, le 12 octobre 1685. M. d'Hugues Vefve. »

(M. Monteil dit avoir l'original de ce compte qui est de six pages, petit in-folio.)

(*Histoire des Français*, tome IV.)

On se plaignait et l'on se plaint toujours de la cherté et de l'élévation des mémoires des pharmaciens ; aussi le mot cher comme un compte d'apothicaire est-il depuis longtemps passé en proverbe. (Voir Gui Patin.)

(1) Au XVIIe siècle, les apothicaires de Paris avaient une chapelle où ils faisaient dire des messes pour leurs confrères défunts.

« Près de la place Sainte-Croix, à Nantes, se trouvait autrefois une maison aujourd'hui détruite, dont la construction était postérieure au règne de la duchesse Anne. Le rez-de-chaussée était une apothicairerie à laquelle un pileur servait d'enseigne.

« Les anciens habitants se rappellent encore parfaitement l'aspect de cette boutique d'apothicaire. Le devant de la maison n'était pas plus fermé que celui de beaucoup de petits magasins d'épicerie en province. Une demi-porte de deux pieds de large, s'ouvrant en dedans, donnait accès dans une chambre un peu noire. Des deux côtés il y avait deux comptoirs se faisant face. De grands pots en terre bleue consacrés à la thériaque et à l'électuaire appelé mithridate ornaient la devanture. L'un des comptoirs était entouré d'un châssis vitré; c'était là que se tenait la maîtresse de la maison. Au-dessus de l'autre se trouvait suspendu un étui, tel qu'il en existe encore dans la ville de Nantes : il contenait une séringue, des canules et des pistons de rechange. Cet instrument qu'une bandoulière suspendait au cou, était celui que l'apothicaire emportait en ville (1). Les poutres de la boutique étaient garnies de

(1) J'ai encore un étui de seringue semblable à celui dont on parle et qui me vient d'un oncle, ancien chirurgien. Un de mes confrères a pareillement aujourd'hui dans sa pharmacie un génie pilant dans un mortier, lequel sans doute a servi autrefois d'enseigne à un apothicaire d'avant la révolution. Nous ajouterons à ces particularités : leurs élèves étaient vêtus de noir, et leur dame de comptoir, vêtue de la même couleur, portait le costume sévère d'une religieuse qui aurait déposé son voile. (Voir le *Bulletin de Pharm.*)

pièces curieuses d'histoire naturelle, telles que lezards empaillés, œufs d'autruche, serpents de toute espèce. Les poteries n'avaient aucune ressemblance avec nos poteries actuelles. Le fond était garni de burettes à anche ; elles servaient à mettre les sirops. Les étiquettes étaient peintes sur faïence, on y lisait: *syrop alexandrin*, *syrop de rhubarde*, *syrop de tortue*; celui-ci avait beaucoup de vogue. A cette époque, le syrop de Maloët était très-employé contre les toux, les catarrhes; il a été ressuscité depuis, après un oubli de longue durée, sous le nom de *sirop antiphlogistique*.

» Des deux côtés de l'apothicairerie on voyait des bocaux semblables à ceux qui garnissent actuellement l'intérieur de nos pharmacies; seulement au lieu des nouvelles étiquettes on lisait sur les bocaux : *yeux d'écrevisses*, *écailles d'huitre*, *coquilles d'œufs*, *vipères*, *cloportes*. Ces bocaux étaient les uns très-petits, et les autres très-grands. L'un d'eux était étiqueté : *fragments précieux*, et contenait des grenats, des émeraudes, des topazes, le tout en fragments assez petits pour ne pas être employés en bijouterie (1). Ces substances entraient dans la composition d'un fameux électuaire qui, si notre mémoire est fidèle, s'appelait *électuaire d'hyacinthe*. Il est encore employé aujourd'hui, mais réformé.

» L'apothicaire était un vrai caméléon. On le voyait tantôt dans sa boutique, le tablier vert passé

(1) On attribuait autrefois aux pierres précieuses des vertus médicinales vraiment merveilleuses. Voir aux notes générales, numéro 3.

devant lui, une paire de ciseaux pendue au côté, le gilet rond sous le tablier. Il était l'homme important du quartier : c'était lui qui mettait le voisinage au courant des nouvelles du château et de l'évêché, ainsi que des décisions de la communauté des bourgeois. Tantôt en frac noir, l'épée au côté, s'il avait l'honneur d'être l'apothicaire du gouverneur de Bretagne, ayant dans sa poche le petit poêlon d'argent à manche d'ébène, il allait dans les maisons qui la veille l'avaient fait prévenir, pour préparer sur place la fameuse médecine noire indispensable à la santé de nos pères et dont ils regardaient l'usage comme devant être éternel. »

Nous ajouterons à ces particularités, qu'alors les maîtres apothicaires portaient, comme marque distinctive de leur rang, la perruque à trois tours ou à trois rangées de cheveux ; tandis que leurs garçons portaient les cheveux ras, que n'ayant pas de compagnonage, les autres corps de métiers les appelaient pour cette raison *hauts-seigneurs* (1). Bientôt au nom si ridiculisé d'apothicaire, ils substituèrent peu à peu celui de pharmacien ; car ils n'étaient plus les apothicaires d'autrefois, ils n'allaient plus en ville administrer les remèdes (2), ils gagnaient assez

---

(1) Voir l'*Histoire des Français*, par Monteil, tome V, XVIIIe siècle.

(2) Au XVIIe siècle, les médecins allaient faire leurs visites sur des mules, ou sur des chevaux houssés de noir ou en carrosse peint de cette couleur. Les chirurgiens et les apothicaires allaient faire leurs visites à pied. *Le Magasin pittoresque* de l'année 1837 donne une caricature publiée à Londres en 1771 contre les médecins français. Un médecin opulent et corpulent est roulé en brouette par deux pauvres

d'argent sans sortir de chez eux, surtout à Paris ; et, devenus puissants et riches, les rieurs enfin étaient passés de leur côté.

Leurs officines, et non plus leurs boutiques (car ce mot les offensait beaucoup), étaient totalement renouvelées. Au fond, à la place de l'ancien grand pot de thériaque en faïence, on voyait le buste d'Hippocrate en biscuit azuré, et sur le devant de grands cristaux d'alun de roche, des minéraux choisis, des bocaux de sangsues, et de petits poissons rouges ; en un mot, c'étaient de riches et beaux magasins aux devantures brillantes et variées, aux balcons dorés pour le nouveau Paris et ses rues spacieuses.

En effet, à dater de la déclaration du mois d'avril 1777, qui séparait définitivement les épiciers et les apothicaires, et fondait le collége de pharmacie (1) au lieu même, où depuis longtemps grâce à la libéralité de Nicolas Houel, leur communauté avait un

---

hères. Un apothicaire, non moins riche en santé, les suit à pied en riant de lui-même ; une fiole sort de sa poche avec cette inscription : *Anodine, etc.*

(1) Nicolas Houel, reçu maître apothicaire en 1548, ayant fait dans son état une fortune assez considérable, mû par ce motif charitable qui porta plus tard ses confrères de Paris à fournir gratuitement les remèdes aux aumôneries. (Bibliothèque de Bouchel, *Aumônerie*), à cause de l'espérance des récompenses célestes, Nicolas Houel, parvenu à un âge avancé, sans enfants, conçut le dessein de fonder un établissement de charité qui portât son nom ; en conséquence il acheta, en 1576, l'emplacement où est aujourd'hui l'école de pharmacie, rue de l'Arbalète, pour y instituer et nourrir des enfants orphelins à la piété, aux bonnes lettres et en l'art d'apothicairerie. (*Pandectes*. pages 697 et suivantes.)

laboratoire, où tous les ans il se fait, dit l'*Almanach du Dauphin* (1), des cours de botanique et de chimie, et où l'on y expose et explique publiquement la composition de la *thériaque*, de l'*orviétan*, de la *confection d'hyacinthe* et d'autres remèdes généraux. Réunis aux chimistes et aux distillateurs en chimie, les apothicaires formèrent une seule et même corporation. En 1780, les statuts du collége furent enfin décrétés et fixèrent à l'avenir la législation pharmaceutique.

En outre des savants qui, comme Deyeux, Parmentier, Vauquelin et tant d'autres, illustrèrent la pharmacie au titre de professeurs, nous citerons les noms de quelques-uns des pharmaciens exerçants les plus connus à cette époque : Cadet-Gassicourt, rue Saint-Honoré ; Boulduc, apothicaire du roi, rue des Boucheries ; Clérambourg, rue Saint-Honoré ; Baumé, rue Coquillière, adjoint à l'Académie royale des sciences et célèbre démonstrateur, connu par ses recherches sur l'éther, ses éléments de pharmacie, son manuel de chimie, différents mémoires sur les argiles, et par la nouvelle manufacture de sel ammoniac qu'il vient d'établir, dit l'almanach déjà cité et qui le met à même d'en fournir à toute la France, à meilleur compte que celui qu'on était forcé de tirer de chez l'étranger ; Charlart, Demachy, Le Brun ; Costel, rue de la Vrillière, connu par

(1) Seuls journaux existant alors, à part la Gazette de France créée par Théophraste Renaudot, médecin de Loudun, qui obtint de Louis XIII, en 1631, le privilége de cette publication.

l'analyse des eaux de Pougues, qu'il a entreprise par les ordres de S. A. Mgr le prince de Condé, et par différents ouvrages présentés à l'Académie ; Le Sage, rue de Bussy, connu par un examen chimique sur différentes substances minérales, etc. ; Habert, rue du Four, faubourg Saint-Germain, apothicaire ordinaire du roi, et tant d'autres qui, malgré les soins donnés à leur clientèle, ne négligeaient point l'étude et travaillaient à l'envi pour doter la France et l'Europe d'importantes découvertes, d'arts nouveaux et précieux.

Nous arrivons à cette grande et mémorable époque de notre histoire, 89, qui, faisant table rase des institutions du passé, abolit d'un seul trait tous les titres et les priviléges. Le collége de pharmacie fut la seule compagnie savante qui traversa la révolution sans en éprouver les outrages (1).

Il n'en fut pas ainsi de la pharmacie professionnelle. Par la suppression des jurandes et des maîtrises, elle conquit, il est vrai, la liberté qu'elle avait si souvent invoquée, et nulle entrave ne fut mise désormais à son exercice. Saura-t-elle du moins profiter des avantages que lui présente le nouvel ordre de choses ; et sa dignité, si longtemps compromise, va-t-elle se relever et grandir dans l'opinion publique?

Après cinquante ans d'épreuve, la réponse nous

---

(1) Rapport de Carret du Rhône au tribunat (19 germinal an XI.) Voir les *Pandectes*, pages 161 et suivantes.

est facile, et sans dénier ici les grands principes de notre révolution, nous dirons que la liberté commerciale fut un présent funeste pour la pharmacie française, en la rabaissant au niveau d'un métier. Oui, l'état actuel de notre profession, livrée d'un côté à la concurrence la plus effrenée, de l'autre, à la merci du charlatanisme qui la ronge, nous fait parfois regretter la discipline et l'homogénéité des anciennes corporations. (1).

En effet, la loi du 22 germinal an XI n'a point à nos yeux réalisé les promesses que ses sages dispositions faisaient entrevoir pour l'avenir. Sa rédaction souvent ambiguë, toujours insuffisante en ce qui concerne l'exercice de notre art, bien loin d'arrêter les abus, semble au contraire y prêter la main, au grand détriment des pharmaciens consciencieux auxquels, dit M. Guibourt, il peut être permis de se plaindre d'être réduits à la gêne et à l'obscurité, quand la richesse et parfois les honneurs sont le partage du charlatan (2).

Un nouveau gouvernement vient de se fonder, fera-t-il plus pour nous que ses devanciers. L'histoire du passé est là comme enseignement de l'avenir.

Que faire donc au milieu de ce désordre qui sem-

---

(1) Voir l'ouvrage de M. Dorvault : *De l'organisation de la pharmacie*, etc.

(2) *Manuel légal des Pharmaciens*, par M. Guibourt, 1852. *Préambule*.

ble plus que jamais se propager et s'étendre? (1). Nous aider nous-mêmes et prendre l'initiative des réformes que nous avons si longtemps sollicitées de la part du pouvoir.

Une seule planche de salut nous reste, l'association, mais non plus simplement cette association en vue d'intérêts moraux qui, sans doute doivent nous préoccuper, mais l'association vitale et fécondée par les capitaux, si nécessaires à la réalisation de toutes nos espérances dans ce siècle égoïste et positif.

A l'appel de l'un de nos confrères (2), nous venons d'en poser les bases par l'établissement d'une maison centrale des pharmaciens à Paris. Ce premier pas fait, nous n'hésiterons pas à marcher dans la voie des améliorations professionnelles.

« L'association commerciale, a dit M. Dorvault,
» assied la pharmacie sur une base large et solide
» qui lui a fait défaut jusqu'à présent. Par le fait de
» sa réalisation, cet isolement dans lequel le pharma-
» cien se trouve jeté aussitôt le diplôme en main,
» isolement dont chacun se plaint et qui nous a été
» si funeste, cessera pour tous ceux qui voudront en
» sortir, car la *Pharmacie Centrale sera la maison*
» *de tous*, etc. Ce sera un centre vers lequel conver-
» geront les intérêts moraux et matériels de notre
» profession. Ce sera, sous un autre point de vue,

---

(1) Voir aux notes générales la description d'une pharmacie moderne, ext. de l'*Histoire des apothicaires* par M. A. Philippe. Pages 317 et suivantes.

(2) Dorvault, *Circulaire du 1er août 1852*.

» une sorte d'assurance mutuelle entre les pharma-
» ciens. »

Encourageons donc les efforts de son fondateur, en l'aidant dans son entreprise toute confraternelle.

Par ce moyen, nous aurons bientôt relevé aux yeux de tous l'importance et l'éclat de notre profession, et la pharmacie pratique au XIXe siècle n'aura rien à envier à ses aînées.

Déontologie Pharmaceutique.

PREMIÈRE PARTIE.

Déontologie Pharmaceutique.

PREMIÈRE PARTIE.

Depuis plus de vingt ans (1), au retour de chaque session législative, de nombreuses pétitions, des réclamations vives et pressantes ont été adressées par les pharmaciens au gouvernement et aux chambres, à l'effet d'obtenir, sinon la réforme complète, du moins la révision des lois et ordonnances qui régissent leur profession.

A diverses époques, des commissions créées au sein de l'Académie de médecine ou prises parmi les membres de l'École de pharmacie de Paris, ont reçu la mission d'élaborer un projet de loi sur cet objet et d'en poser les bases.

Récemment, enfin, le corps médical, réuni en assemblée générale dans le Congrès mémorable de 1845, présenta à l'examen de la section de pharmacie les propositions intéressant spécialement notre art, et consacra, par un vote unanime, les vœux et les résolutions que ses commissions avaient cru devoir émettre.

Qu'en advient-il, à cette heure, et quels fruits devons-nous en attendre pour l'avenir?

Une rigueur exorbitante de la part du pouvoir, ri-

---

(1) Depuis 1811, la loi est pendante devant les corps législatifs, a dit M. de Salvandy en 1847, dans son *Exposé des motifs d'une nouvelle législation médicale et pharmaceutique*.

gueur dont l'ordonnance draconienne *sur la vente des poisons* n'est peut-être que le prélude.

D'où viennent donc, à notre égard, ces mesures restrictives et tyranniques ; d'où naissent ces délais interminables, ces atermoiements qu'on oppose sans cesse à nos justes demandes, à nos instantes sollicitations?

Comment enfin le succès n'a-t-il couronné aucun de nos efforts? Assurément, il nous semble facile de le trouver.

C'est que toujours, retranché dans une fausse dignité, imbu de susceptibilités outrées ou ridicules, on n'a fait pour ainsi dire qu'effleurer en passant les questions vitales et pratiques de la pharmacie ; c'est qu'on n'a point osé attaquer de front les difficultés qui surgissent en foule dans la mise à exécution d'une législation nouvelle, et qu'à ce sujet on s'est constamment tenu dans une réserve, une timidité blâmables et préjudiciables à nos véritables intérêts; c'est enfin que, semblable au malade qui redoute le scalpel de l'opérateur, on a dissimulé son malaise et sa souffrance, on a craint d'exposer au grand jour les plaies honteuses et les infirmités cachées qui entravent l'exercice de notre profession et paralysent l'action disciplinaire des jurys médicaux.

Il est vrai, quelques articles insérés dans les journaux de médecine et de pharmacologie et dus à la plume de pharmaciens légistes distingués traitent de ces questions avec tout le talent et l'à-propos qu'elles commandent ; mais, outre qu'ils gisent épars çà et là dans plusieurs volumes et que par cela même ils deviennent difficiles à saisir; la publicité de ces recueils périodiques est bornée à un bien petit nombre de lecteurs et, sans nul doute, totalement inconnue de ceux qui préparent et qui font les lois (1).

Nous venons aujourd'hui, s'il est possible, essayer de combler une lacune aussi regrettable, en rassemblant dans un même livre tous les documents qui se rapportent essentiellement à l'exercice de la pharmacie; en un mot, nous venons entreprendre l'histoire du pharmacien au point de vue de ses *devoirs* et ses *droits* envers la science et la profession, la société et l'État.

Ouvrier de la onzième heure, si nous entrons avec confiance dans le vaste champ ouvert à notre zèle, c'est qu'il nous a semblé qu'après l'ample moisson recueillie par des mains plus vigilantes et plus habiles, il restait encore quelques épis à glaner, quelque chose à faire.

Puissions-nous donc par cette simple esquisse déontologique ramener à temps la sollicitude du pouvoir et fixer l'attention bienveillante de nos législateurs sur une profession digne à tant de titres des sympathies et de la considération publiques (2);

---

(1) Dorvault, *De l'Organisation de la pharmacie en France considérée dans ses rapports avec la propagation des sciences d'application.* (*Revue pharm. de* 1851.)

(2) A l'honneur de notre profession, peu de pharmaciens figurent sur le tableau de la justice criminelle en France; on peut, à ce sujet, consulter les statistiques criminelles insérées au *Moniteur*. Voici quelques rapprochements extraits de la statistique des bagnes en 1850 : sur 7,902 forçats, il y a aujourd'hui : 10 médecins, 5 notaires, 5 pharmaciens.

puissions-nous les bien pénétrer de la nécessité et de l'urgence d'une organisation pharmaceutique plus en harmonie avec les mœurs, les besoins et les exigences de notre époque, et, pour l'œuvre à laquelle nous consacrons nos instants, obtenir le concours et l'assentiment de tous nos confrères ! ce sera notre plus douce récompense.

INTRODUCTION.

L'ordonnance du 27 septembre 1840, qui créait de nouvelles difficultés aux abords de la pharmacie, en la rattachant à l'Université, avait déjà sensiblement diminué, dans ces dernières années, le nombre des élèves et, par suite, celui des pharmaciens.

L'obtention du diplôme de bachelier ès-lettres en était-elle l'unique cause, comme beaucoup paraissent le craindre (1)? nous ne le pensons pas, et nous croyons plutôt être dans le vrai, en attribuant ce décroissement successif au peu de faveur que rencontre aujourd'hui dans les familles et surtout chez les jeunes gens la profession de pharmacien.

En effet, de nos jours où les intérêts matériels passent avant tout, le but constant de nos efforts, le plus puissant mobile de nos actions, c'est la recherche et l'acquisition d'une position sociale, soit dans les arts, soit dans l'industrie ou les emplois publics.

Mais les arts libéraux demandent à l'homme qui veut les cultiver avec fruit une aisance presque as-

---

(1) Un décret présidentiel de 1852 remplace l'exigence du baccalauréat ès-lettres par celle du baccalauréat ès-sciences.

surée, un bien-être qui laisse à l'esprit le temps et le calme nécessaires aux profondes études, aux nobles poursuites de l'intelligence, à l'enfantement des idées grandes et profitables à l'humanité. (1).

Il faut à l'industrie, avec le savoir et les connaissances pratiques, la liberté, les franchises commerciales ; du crédit et des capitaux ; une carrière sans bornes pour son activité et ses entreprises hardies ; une concurrence légitime qui hâte ses progrès et sa marche ; en un mot, ce génie inventif, cette habileté personnelle, cette haute prescience des affaires qui fait naître les occasions, prépare les voies, imprime le mouvement à la machine, balance les chances, présage le succès et sait enchaîner la fortune.

Les emplois publics exigent des études préliminaires toutes spéciales, des conditions d'aptitude et de capacité, un surnumérariat long et dispendieux, souvent même *un appui protecteur* ; mais aussi donnent-ils en échange un avancement graduel et toujours certain, des émoluments en rapport avec les fonctions, la considération et les faveurs dues au mérite ; plus tard enfin, *une retraite précieuse*, digne prix des services rendus à l'Etat.

La pharmacie offre-t-elle ces avantages, ou, pour mieux dire, la loi qui la régit actuellement ne lui enlève-t-elle pas tous les moyens de les obtenir (2) ?

---

(1) Dorvault, *Mémoire* déjà cité.

(2) Il faudrait, ce me semble, dit M. Munaret (page 4, *Médecin de Villes et des Campagnes*), que l'université exigeât du jeune homme

C'est ce que nous nous proposons d'examiner dans les chapitres qui vont suivre, en présentant à nos lecteurs l'historique des devoirs et des droits du pharmacien.

DE LA PHARMACIE.

Dans l'état actuel des choses, la pharmacie en France est une profession toute exceptionnelle. Elle est, en effet, tout à la fois :

Science, art et commerce ; et comprend dans son ensemble trois parties bien distinctes ;

La Théorie. — La Pratique. — L'Exercice.

Comme *Science*, elle s'occupe de l'étude des grands phénomènes de la nature, de la Physique, de la Chimie, de la Botanique, etc. Elle en enseigne les principes et les lois.

Comme *Art*, elle applique la connaissance de ces mêmes sciences et de ces lois à la collection des drogues simples ; à la préparation des médicaments et à leur bonne conservation, en un mot, aux travaux du laboratoire.

Comme *Industrie*, enfin, elle préside à la tenue de l'officine, à la distribution publique et journalière

---

qui veut suivre une carrière si ingrate et si pécuniairement trompeuse, un état de fortune qui garantirait son indépendance des *piperies* du charlatanisme. Il faudrait dans chaque faculté une chaire d'*économie* médicale (ou pharmaceutique) pour initier aux réalités de notre condition tous ceux qui rêvent si étourdiment aux millions de Dupuytren et les réveiller à temps.

État actuel de la pharmacie en France. lettre de M. Mourin (*Journal de Chimie médicale*, août 1851.)

des substances médicales, à l'exécution des *ordonnances* et des *formules* rédigées par les médecins.

Ainsi, d'abord, elle appartient : 1o Au ministère de l'Instruction publique, par son enseignement universitaire ; ses écoles, ses examens, ses jurys médicaux, son code pharmaceutique officiel et ses diplômes ;

2o Au ministère de l'Intérieur, du Commerce et de l'Agriculture, par sa législation spéciale, sa patente, son exercice et les inspections auxquelles elle est assujettie.

3o Elle ressortit, enfin, du ministère de la Justice, par son appel aux tribunaux, la répression des délits et contraventions commis dans son exercice, l'application de ses pénalités.

Son organisation est donc complexe, et les bases d'une réforme équitable et sagement appropriée aux besoins de cette partie de l'art de guérir sont, par cette raison même, difficiles à asseoir et à coordonner.

Aussi ne nous semble-t-il pas hors de propos, à la veille des débats qui vont s'ouvrir (nous osons l'espérer du moins) devant le corps législatif (1), de présenter à tous les hommes intéressés dans la question quelques vues nouvelles qui, s'ajoutant aux nombreux matériaux rassemblés antérieurement

---

(1) Le conseil d'hygiène publique, par suite de la pétition du 7 novembre 1850, est chargé de rédiger un projet de loi sur l'exercice de la pharmacie, projet qui doit être présenté avant peu à la chambre législative.

par les diverses commissions, contribuent à rendre complets les travaux entrepris sur cet objet par les membres du Congrès médical de 1845 (1).

DU PHARMACIEN.

Nous ne sommes plus au temps où Molière stigmatisait, dans ses immortelles comédies, ces polypharmaques ridicules, ces apothicaires *chrestiens et craignans Dieu* (2), qui, plongés dans les mystères de l'alchimie, cachaient leur ignorance sous le manteau de la gravité, et faisaient de la pharmacie un art secret, rempli de pratiques absurdes, de formules indigestes et bizarres, en possession d'arcanes souverains plus ou moins précieux. Dans ces derniers temps, la pharmacie, éclairée des lumières de la chimie moderne, aidée des découvertes admirables qui enrichissent chaque jour les arts et la thérapeutique, favorisée dans ses progrès par la publication continue des travaux des pharmacologistes éminents de l'Europe, la pharmacie s'est élevée désormais au rang des sciences libérales et se recommande par les services importants qu'elle ne cesse de rendre à la société.

Pourtant, il faut le dire, le pharmacien n'est

---

(1) Voir les actes du Congrès médical de France (section de pharmacie.)

(2) Voir la note générale numéro 1. Le fameux serment des apothicaires dont nous donnons le texte se trouve dans la 3e édition latine du *Dispensatorium medicum* de Jean de Renou, de 1623 dont la traduction parut en 1637.

point encore à la hauteur de la mission délicate et sacrée que l'Etat lui confie ; car, à part quelques hommes honorables, pénétrés de toute la grandeur et de la dignité de notre profession, et dont les efforts généreux luttent avec persévérance contre les préjugés qui nuisent à son éclat et à sa considération, la généralité des praticiens de nos jours, placés sur les degrés intermédiaires de l'échelle sociale, spéculateurs plutôt qu'hommes de science, entretiennent dans son exercice des abus révoltants qu'ils exploitent à leur profit, abus passant inaperçus aux yeux de la loi et contre lesquels elle a semblé jusqu'ici muette ou impuissante. En effet, comme le disait fort bien de son temps le caustique Gui Patin : *Quid faciunt leges, ubi sola pecunia regnat* (1).

Ainsi, à Paris et dans nos grandes villes, le pharmacien s'est fait souvent *spécialiste* ; son unique souci, son rêve de tous les instants est l'invention de quelque panacée nouvelle, dont, à défaut d'une clientèle suivie, il puisse tirer le meilleur parti possible, quelque échec que doive en éprouver sa réputation.

Non content de lui attribuer les vertus les plus exagérées, les cures les plus miraculeuses, il embouche lui-même la trompette ; il la prône à l'égal d'un spécifique divin, et, bientôt il l'accrédite, grâces aux éloges d'amis complaisants et dévoués, à l'aide d'a-

---

(1) Lire le curieux chapitre plein de vérités de l'*Histoire des apothicaires*, pages 320 et 322 sur les travers et les ridicules des pharmaciens de nos jours.

droites réclames, de circulaires et d'annonces quotidiennes dans tous les journaux, d'affiches *monstres* et d'inscriptions voyantes, appendues aux devantures des magasins et aux carrefours de toutes nos cités; ou bien encore, mettant en pratique cet axiome peu moral « *si vult æger decipi, decipiatur,* » et s'adjoignant un médecin empirique ou quelque charlatan fameux, il ouvre près de son officine un cabinet de *consultations gratuites*, où, par de pompeuses promesses d'un traitement végétal infaillible, il attire et leurre cette foule de gens crédules et malavisés, incurables de tous rangs et de toute espèce, prêts à venir niaisement de leurs deniers grossir ses coffres-forts et lui procurer une fortune rapide et fabuleuse. « Le charlatanisme demande au monde la » bourse et la vie, et le monde donne gaiement l'un et » l'autre; *moritur* et *ridet.* » (*Déontologie médicale* p. 511).

Dans les villes de second ordre, où d'un côté malgré tous les efforts de l'industrialisme, la spécialité (qui veut un grand théâtre pour être avantageusement exploitée) ne saurait devenir fructueuse, où, de l'autre, les empiétements des professions voisines, telles que la *droguerie*, *l'herboristerie*, *la confiserie*, etc., la pressent et la retiennent dans ses strictes attributions, la pharmacie est livrée à une concurrence *funeste* qui l'énerve et qui la tue.

En effet, la multiplicité des officines, les frais considérables d'installation et d'entretien, les charges qu'impose le rang et la condition, la crainte d'embarras financiers, joints au désir bien louable d'une clientèle florissante, font qu'insensiblement on abaisse les prix (1), qu'on altère les produits et les propriétés des médicaments, en se permettant, sans scrupule et dans un but de lucre plus abondant, des infidélités et des substitutions légères peut-être, mais toujours condamnables, et qui, bientôt découvertes par le médecin instruit et clairvoyant, ébranlent sa confiance, lui font suspecter la bonne foi du préparateur et discréditent la profession.

Dans les communes rurales, enfin, où jusqu'ici, à part quelques contrées, mère-patrie des élèves et pépinière naturelle de pharmaciens (2), le nombre des officines n'excède point encore les besoins de la population, les abus sont d'une tout autre nature, et certes ce n'est point le pharmacien qui les propage et les préconise ; car, s'il jouissait en toute sécurité de la plénitude de ses droits, on ne le verrait pas, contre le vœu de la loi, introduire dans son exercice le commerce et la vente d'objets étrangers à la pharmacie, et transformer parfois son établissement en un véritable bazar industriel (3).

---

(1) Dorvault, *Mémoire* déjà cité, pag. 15 et suiv.

(2) Nous avons ouï dire, et nous le croyons sans peine, qu'avant l'ordonnance du 17 septembre 1840, il sortait chaque année, en moyenne, plus de vingt élèves en pharmacie des petites villes de la Basse-Normandie, Avranches, Vire, Villedieu, Pontorson, etc.

(3) Il existe dans certaines officines de province les objets les plus disparates. Ainsi : du cirage et du cold-cream, des allumettes chimiques et de la poudre à la maréchale, des papiers à papillottes et des cornichons, etc.

Mais quand, après de longues années d'études et de travail, des sacrifices de temps et d'argent, il se voit disputer et enlever, par la concurrence la plus illicite, le fruit de ses labeurs et les privilèges attachés à son titre, il cesse malheureusement d'avoir ces répugnances instinctives, ces sentiments d'honneur qui l'avaient arrêté dabord; en présence de l'insolente prospérité de confrères indignes, sa conscience, hélas! capitule, et chez lui, bientôt, *nécessité fait loi.*

En effet, dans certaines localités, ce ne sont plus uniquement ces marchands d'orviétans, ces médicastres nomades dont partout aujourd'hui le bon sens du peuple a fait justice, qui vendent des médicaments : les vétérinaires, les sages-femmes, les officiers de santé, les hôpitaux, les bureaux de charité, les curés de campagne, les commères de village, etc. etc., le dirons-nous enfin, les médecins eux-mêmes, chez lesquels le pharmacien devrait toujours trouver bienveillance et sympathie, les médecins, les homœopathes avec leurs granules infinitimaux, et les magnétiseurs avec leurs passes mystiques, etc. etc., se font *débitant de drogues* (1), et, par divers stratagèmes qu'ils rougiraient d'avouer au grand jour, ils forcent ce dernier à devenir leur affidé et leur compère, s'il veut éviter de rencontrer en eux des rivaux ou des détracteurs.

---

(1) Le Docteur Munaret dit que, dans les fastes de la science, il n'y a que Vanhelmont qui fournisse un accès de folie aussi jactantieuse qu'Hahneman, prétendant convertir l'axiome, *similia similibus curantur*, en un système universel, immuable, infaillible (page 484).

Après cela, faut-il s'étonner de la décadence de la pharmacie, du dégoût et de l'apathie profonde qui saisissent à l'entrée de la carrière tant de jeunes pharmaciens d'un mérite et d'une érudition peu commune, qui ne trouvant de la part de l'autorité qu'insouciance et faiblesse, dans l'exercice de leur art, que déceptions amères, mécomptes et ruine, abandonnent de bonne heure une industrie qui a trompé leurs espérances et compromis leur avenir (1).

A Dieu ne plaise, cependant, qu'en déroulant dans ce chapitre le tableau sévère mais juste de nos misères et de nos infirmités professionnelles, nous ayons voulu jeter un vernis de déconsidération sur le corps honorable auquel nous appartenons. L'exception n'infirme pas la règle, et nos paroles d'ailleurs ne sont que l'écho des plaintes de nos confrères, plaintes consignées aux procès-verbaux des jurys médi-

---

(1) Vente des médicaments par les hôpitaux et les bureaux de charité : on trouve le paragraphe suivant dans un rapport qui vient d'être adressé (1851) à M. le ministre de l'intérieur, sur l'administration des hôpitaux, par M. Watteville, inspecteur général des établissements de bienfaisance. (*Moniteur* du 1851.)

« Parmi les spéculations commerciales entreprises par les administrations hospitalières, il n'en est pas de plus blâmables que celle relative à la vente des médicaments; elle n'est pas sans danger dans le public, les trois quarts des pharmacies hospitalières étant tenues par des religieuses fort peu savantes en ces matières; elle n'est pas non plus très-lucrative, ainsi que le prouve le montant de ces ventes 388,740 fr. 65 cent. : elle est une cause de désordres dans l'administration, car les caisses occultes sont presque toujours formées par ces recettes provenant de la pharmacie, etc. »

caux, et l'expression des vœux présentés aux divers ministères par la section pharmaceutique du Congrès. « *La vérité est souvent un breuvage amer, mais il est toujours salutaire, quand l'amitié l'apprête et quand la franchise le présente.* »

DEVOIRS DU PHARMACIEN.

La pharmacie étant, ainsi que nous l'avons dit plus haut, par sa constitution même, une profession d'une nature mixte, c'est-à-dire empruntant tour à tour à la science, à l'art et au négoce ses principes fondamentaux, il s'ensuit que les devoirs multiples imposés au pharmacien doivent résumer dans leur accomplissement tous les actes de sa vie publique et privée. Ces devoirs, selon nous, sont de trois sortes :

1° Les devoirs moraux et professionnels (1).

2° Les devoirs sociaux.

3° Les devoirs légaux (2).

Mais avant d'en entreprendre l'exposé, il nous paraît convenable d'étudier d'abord le pharmacien dès son entrée dans l'officine, au moment même où venant de quitter les bancs de l'école, de terminer son instruction classique, il va décidément embrasser la profession et devenir élève.

Notre but n'est pas d'effrayer gratuitement par de

(1) Voir l'*Union médicale,* avril 1849 : *Misères de la vie professionnelle,* voir Munaret, p. 4, 5 et suite.

(2) Voir Guibourt, *manuel légal du pharmacien,* 1852.

vains fantômes les jeunes gens qui se destineraient à cette branche de l'art de guérir : loin de nous aussi la pensée de nous ériger en moraliste ou d'affecter un puritanisme hors de saison.

Nous voulons, au contraire, en leur traçant en peu de mots leurs devoirs, en leur faisant bien connaître les obligations qu'ilscontractent, leur rendre la tâche facile et surtout les prémunir contre ces fréquents dégoûts du noviciat, ces fatales hésitations qui pourraient les assaillir au début, mais qu'un peu de courage et de résolution fait bientôt disparaître : *Optimum elige*, a dit Bacon, *suave et facile illud facit consuetudo*.

Il est vrai, les commencements de notre art offrent peu d'attraits; sa pratique est lente à acquérir, et les exigences de son exercice sont nombreuses et pleines d'écueils; aussi faut-il de la part de celui qui s'y dévoue, une vocation bien arrêtee, une volonté ferme et inébranlable, un goût inné pour l'étude des sciences de raisonnement et d'observation (1).

Il faut en outre qu'il soit doué d'une logique sûre, d'une mémoire heureuse, d'un esprit droit et réfléchi, d'une rare et persévérante sagacité ; qu'il ait un grand amour du travail, et par dessus tout, le sentiment de bien faire.

Plein de prudence et de discrétion, docile et assidu

(1) Voir l'introduction aux *Principes élementaires de pharmaceutique*, par M. Cap. p. 8 et suiv. ; p. 225, 235, etc.

aux ordres de ses chefs, toujours prompt à les remplir, l'élève en pharmacie doit être sérieux dans son maintien, modeste dans sa tenue, et prendre pour règle de conduite cet aphorisme d'Asclépiade qui s'applique si justement ici: *Tuto, celeriter, et jucunde.* Ainsi que son urbanité, ses formes polies, ses prévenances habituelles seront chez lui la marque de la bonne éducation et de la haute moralité que donnent les traditions de famille, en un mot, son économie, son dévouement aux intérêts de la maison, lui vaudront, en tous lieux, l'affection de ses condisciples, la confiance et l'estime de ses patrons.

Telles sont en abrégé les qualités indispensables pour être un bon élève; mais pour devenir un jour un phamacien instruit et distingué, cela ne peut suffire.

Aux éléments de pratique pharmaceutique, aux notions préliminaires de théorie qui s'apprennent dans les premières années du stage officinal, et qui ne sont, à vrai dire, que l'ébauche d'études plus graves et plus importantes, il devient nécessaire d'ajouter des données technologiques complètes et précises et quand, afin de les acquérir le jeune homme accourt dans nos grandes villes, au foyer même des lumières, puiser ces connaissances aux leçons des professeurs habiles de nos facultés qui savent avec tant d'art inspirer aux élèves le goût de l'étude et la faire aimer; c'est alors que, jeté dans un monde nouveau rempli de pièges et de dangers pour son inexpérience, devenu seul son mentor et son guide au milieu du tumulte et des agitations d'une capitale (1), il doit redoubler de vigilance et de zèle, et, fort de ses bonnes intentions, éviter avec soin ce qui pourrait l'écarter ou le distraire du but louable qu'il veut atteindre.

Les bibliothèques, les jardins botaniques, les musées étalent à ses yeux leurs merveilleuses collections, leurs immenses richesses, véritables monuments dûs à la munificence de l'Etat; les cours pratiques, les académies, les laboratoires des savants lui ouvrent leurs portes. Il peut butiner à loisir dans ce champ fertile offert à la jeunesse studieuse de nos écoles, et bientot amasser des trésors d'instruction et de savoir dont, plus tard, dans la vie, il sentira tout le prix (2).

DEVOIRS MORAUX ET PROFESSIONNELS.

Si dans toutes les carrières l'intégrité des mœurs est la plus certaine garantie du succès, assurément cette vertu, sans laquelle il n'est pas de probité sans taches, d'équité durable, devient obligatoire pour le

---

(1) On a proposé au congrès médical (1845) l'internement des élèves en médecine et en pharmacie, comme un moyen très-avantageux pour leur instruction et leur moralité. Cette mesure pourrait donner, nous n'en doutons pas, d'excellents résultats. Notre intention est de l'examiner sérieusement dans une autre publication.

(Voir à ce sujet une lettre du docteur Pennès 1845 et le mémoire de M. Lodibert, sur l'organisation de la pharmacie en France.

(2) La société de Prévoyance des pharmaciens de la Seine admet le élèves en pharmacie au *Cercle des études* établi à l'école de pharmacie

pharmacien s'il veut honorer son art (1). Les intérêts sacrés qui lui sont confiés, la santé publique, la vie de ses semblables dont à chaque heure il dispose, lui font un devoir d'agir en toutes circonstances avec droiture et fidélité ; la loi même, en venant au seuil de l'officine, alors que déjà, par de nombreuses et difficiles épreuves, le candidat a fait acte d'aptitude et de savoir, et qu'en échange de beaucoup de sacrifices, d'un stage long et sévère, il a reçu des mains de l'autorité ce diplôme qui lui octroie des droits et lui en assure l'entière possession; la loi, disons nous, lui demande comme première condition d'accession au titre de pharmacien le serment : d'*exercer l'art de la pharmacie avec probité et fidélité*. Elle n'a pu vouloir, sans doute, que ce serment fût une formule vaine et dérisoire, mais bien une solennelle promesse qu'elle donne en garde à sa loyauté, à sa conscience d'honnête homme et de bon citoyen.

Cet engagement tout moral impose au pharmacien des obligations rigoureuses dont il ne saurait se départir, et que nous érigeons en préceptes ; ce sont :

1° **L'ETUDE** constante et approfondie des sciences physiques et naturelles qui, tout en ornant son esprit, en formant son cœur, agrandit le cercle de ses lumières, affermit et complète son éducation professionnelle : cette étude lui dévoile les secrets intimes de la nature, l'initie aux phénomènes de la chimie

(1) Lire le portrait du bon apothicaire tracé par Jehan Renou dans la préface de sa pharmacopée (*Histoire des apothicaires*, page 331 et suivantes.

générale, et lui en fait suivre pas à pas l'action et les progrès. Elle lui donne l'intelligence des découvertes utiles à la société, et le guide dans l'appréciation, l'analyse et la préparation exacte et rationnelle des agents précieux introduits chaque jour dans la thérapeutique et la médecine.

2° **LA CONNAISSANCE** de toutes les substances naturelles et des produits divers employés dans la pharmacie, dans les arts et dans l'économie domestique dont se compose la *matière médicale*, soit qu'il les cultive ou qu'il les récolte lui-même, soit qu'ils lui soient fournis par le commerce et l'industrie, mais notamment *l'histoire des drogues simples*, indigènes et exotiques, de leurs caractères physiques et chimiques, individuels et spéciaux, des principes immédiats qui y prédominent, de leurs propriétés toxiques et médicamenteuses; l'*examen* des modifications accidentelles que la culture, l'âge, la saison, la température et le climat peuvent leur faire subir ; des altérations auxquelles elles sont exposées durant le transport d'un lieu à un autre (1) ; des sophistications fréquentes que la cupidité et la mauvaise foi pratiquent journellement ; enfin des substitutions que la routine ou l'ignorance ont, pour ainsi dire, autorisées.

Il importe donc que tous les moyens d'investigation et de contrôle soient familiers au pharmacien

(1) Le gouvernement des Etats-Unis d'Amérique vient de créer des experts pour constater la pureté des drogues, préparations chimiques et médicinales importées (1849). En France, la Pharmacie centrale remplira officieusement cette mission.

et qu'il sache les appliquer au besoin : il faut que les échantillons de son *droguier* puissent lui servir sûrement de *types* et de points de comparaison, et qu'il possède dans son laboratoire les réactifs les plus usités dans les essais et les analyses sommaires de toutes ces matières ; et tout cela, afin de ne jamais admettre dans l'officine que des substances d'une pureté parfaite et de premier choix, des produits de qualité supérieure ; conséquemment, que ses menstrues pharmaceutiques et les médicaments qui en dérivent soient, malgré leur rareté et leur valeur, toujours identiques et consciencieusement préparés et qu'ils produisent chez le malade l'effet que l'homme de l'art a le droit d'en attendre ; de plus, afin que requis par l'autorité, il réponde à la haute confiance qu'on a dans son savoir et que, particulièrement, dans les expertises chimico-légales qui lui sont soumises devant les tribunaux, il éclaire en les confirmant les investigations de la justice, ou qu'il rassure l'opinion publique quelquefois justement alarmée.

3o **LA PRÉPARATION** des médicaments, qui comprend à elle seule la pharmacie pratique proprement dite, et qui en est la fin.

Ses nombreux modes opératoires varient à l'infini, suivant les changements que l'on veut faire subir aux drogues simples, la nature et la forme du produit que l'on se propose d'obtenir.

Nous ne décrirons point ici les diverses manipulations mises en usage dans les laboratoires, ni le mécanisme ingénieux des appareils qui en favorisent les travaux ; car nous ne doutons pas que le pharmacien sache à l'occasion monter ses appareils et bien conduire les opérations quelquefois compliquées et dépendant des connaissances théoriques dont elle sont l'application (1); au reste, on en trouve le détail dans les traités élémentaires de pharmaceutique ; mais, abordant le côté purement dogmatique de la question, nous dirons les règles générales à suivre dans cette partie la plus intéressante et la plus étendue de notre profession. Ainsi le pharmacien doit apporter :

1° Un soin excessif dans l'élection, l'émondation et le dosage des ingrédients prescrits, dans la direction et le temps à donner à chaque période des opérations, dans l'exécution des recettes inscrites au *Codex légal* qui doit être avant tout la loi, le seul guide du praticien (2).

---

(1) Rouelle avait fait graver sur la cheminée de son laboratoire cette maxime que tout expérimentateur devrait avoir constamment présente à l'esprit : *Rien de bien imprimé dans l'intellect qui n'ait subi l'épreuve des sens.*

(2) M. Guibourt n'admet pas exclusivement ce principe. Dans son *Traité de pharmacie*, il s'exprime en ces termes que nous approuvons complètement (pages 378 et 379) :

« Qu'on ne dise pas, comme quelques personnes voudraient le faire » admettre, aux dépends de la raison et des progrès de l'art, que ce » soit un tort de faire mieux que le *Codex*. Toutes les fois que, dans » une préparation, vous avez des doses fixes de matières premières et » de véhicule, ce n'est pas pour qu'une partie des principes actifs res» tent dans le résidu que la formule a été faite. Le médecin, en voyant » cette formule où la substance entre pour un huitième de véhicule, » regarde peu à votre *modus operandi*, mais pense que vous agissez » suivant les meilleures méthodes, et compte sur un médicament con» tenant tous les principes actifs de la substance, et non sur une

2° Une extrême prudence dans l'adoption d'un procédé ou d'un appareil nouveaux, plus économiques peut-être, mais défectueux, de préférence à tous autres que l'expérience a consacrés ; dans l'emploi des agents dont l'action, mal conduite ou peu ménagée, entrave la manœuvre, nuit au succès, et bien souvent met en péril les jours du préparateur.

3° Une sage réserve dans les innovations qu'il serait tenté d'introduire dans la pratique et qui ne seraient pas hautement motivées aux yeux de la raison, sachant bien que l'un des premiers mérites du pharmacien est l'abnégation de ses propres lumières, qui prouve ce qu'il sait par l'appréciation des phénomènes qu'il ignore (1).

4° Une observation attentive de tous les faits, qui prévoit les contacts dangereux et évite les combinaisons et les rapprochements insolites ; une sévérité d'examen qui ne doit donner de repos à l'esprit qu'a-

---

» quantité moindre. Si donc vous en laissez une partie dans le résidu, » vous ne remplissez pas son attente, et le procédé qui se rapproche » le plus du résultat sur lequel il compte est celui qui doit être » adopté. »

Il est utile d'avoir dans chaque officine un registre qui contienne les recettes et formules qui ne sont pas dans le *Codex*, car les médecins praticiens ne s'astreignent pas toujours à n'employer que les préparations qui se trouvent consignées dans les pharmacopées et dans les dispensaires.

(1) Thèse inaugurale de M. Polydore Boulay sur les dangers des modifications introduites dans les formules officinales (1854.)

« Il faut savoir assurer où il faut, a dit Pascal, et douter où il faut. »

près avoir obtenu dans ses travaux et ses analyses un résultat positif et bien avéré (2).

5º Une surveillance inquiète, ne dédaignant pas les descendre parfois aux occupations les plus banales, aux soins les plus vulgaires, afin de s'assurer de la propreté et du bon état des instruments, vases et ustensiles nécessaires aux manipulations, et que diverses causes pourraient salir ou détériorer.

6º Un ordre parfait dans l'arrangement du matériel du laboratoire et de ses dépendances, dans le placement des médicaments d'approvisionnement résultant de ses opérations afin d'éviter les pertes de temps et la confusion ; de faciliter les recherches et surtout de prévenir ces fatales équivoques, ces erreurs irrémédiables, causées par l'inadvertance ou la distraction, erreurs qui viennent malheureusement compromettre tout à la fois la santé publique l'avenir et la réputation du pharmacien.

4º **LA CONSERVATION**. Elle consiste à placer dans les conditions les plus favorables à leur durée, les substances et les médicaments officinaux dont la possession lui est prescrite par la loi ; à les garantir de l'influence des agents extérieurs, capables de les modifier, de les altérer ou de les détruire; à varier, suvant l'indication, les moyens employés à cet effet, d'après leur forme et leur volume, leur consistance et leur nature.

---

(1) Il est bon de noter les médicaments que l'on prépare et les phénomènes que l'on observe dans leur préparation.

Elle a en outre pour objet l'appropriation des pièces nécessaires à leur *reposition*.

Cette dernière partie de la pharmacie pratique, qui intéresse à plus d'un titre le pharmacien, est généralement fort négligée et témoigne bien souvent de la triste impéritie de certains confrères. Cependant quoique paraissant très-simple au premier abord ce n'est point une opération purement manuelle ; et l'on ne peut sans inconvénient l'abandonner aux soins mercenaires du premier venu ; son accomplissement demande, au contraire, des connaissances acquises par une longue expérience et par de saines idées théoriques, des précautions sans nombre, une incessante vigilance et, par dessus tout, l'*œil du maître*.

Car le praticien, jaloux de n'être point confondu dans la foule obscure des manœuvres, doit avoir à cœur de n'offrir à ses clients que des substances d'une fraicheur et d'une beauté remarquable, des produits bien conservés, dont l'aspect, la couleur et l'arome soient naturels, et non de ces drogues moisies et rongées des vers, de ces médicaments gâtés, dont la seule vue répugne au malade et qui, depuis longtemps, ont perdu leurs vertus avec leurs principes actifs.

Ici se borne l'historique des devoirs du pharmacien, sous le rapport de la science et de l'art, de la morale et de la pratique ; il nous reste à faire connaître ceux qui concernent l'exercice de sa profession et qui, le plaçant en face du public, lui imposent les plus lourdes charges, la plus effrayante responsabilité.

Déjà, dans le cours de ce chapitre, nous avons assisté à ses études du cabinet, nous l'avons suivi dans ses travaux du laboratoire, au milieu de ses alambics, de ses appareils et de ses fourneaux ; entrons maintenant dans l'officine, centre habituel de ses transactions commerciales.

La confection des médicaments magistraux, leur distribution journalière, exigent de la part de celui qui s'y livre, c'est-à-dire du pharmacien *exerçant*, des conditions toutes spéciales, disons plus, des qualités tellement propres, qu'on nous pardonnera, nous l'espérons, d'entrer à cet égard dans tous les développements que comporte notre sujet, en raison des intérêts nombreux qui s'y rattachent.

Ces conditions sont :

1° Une assiduité constante et de tous les instants, à qui rien n'échappe, qui contrôle et révise les opérations les plus simples comme les plus compliquées, les formules les plus innocentes comme les plus actives ;

2° Une ponctualité stricte et absolue, une précision presque mathématique dans la mesure de temps à donner à chaque préparation, aux pesées minimes et dangereuses ; un discernement éprouvé dans le choix du *modus faciendi*, de l'excipient et des vases destinés à la délivrance des remèdes recommandés ;

3° Une connaissance toute particulière de la posologie moderne et de sa concordance avec les anciens systèmes de pesage; une étude complète des nomenclatures et des termes techniques, des classifications et des noms synonymiques si variés en médecine, des signes abréviatifs ou conventionnels encore en usage chez quelques vieux praticiens;

4o Une ardeur de volonté qui stimule le zèle de tous et sache imprimer au personnel de l'établissement, au service de l'officine, ce mouvement prompt et régulier, cette justesse de vue, en un mot, *ce tact pharmaceutique* qu'on n'acquiert qu'à la longue et sans lequel la science et la théorie sont insuffisantes;

5o Une fermeté impartiale, sans raideur comme sans faiblesse, qui commande le respect et l'obéissance dus au chef de famille, une discipline intelligente qui fasse régner parmi ses subordonnés cette harmonie, cette concorde qui font le charme de la vie commune;

6o Une économie sévère et bien entendue, toujours exempte de prodigalités ou de mesquineries, usant avec ménagement et mesure des substances précieuses qui font la base de certaines prescriptions, mais sachant au besoin supporter une perte, et faire un sacrifice nécessaires à la bonne confection de ses médicaments ou au succès de ses opérations.

7o Une grande circonspection dans les avis qu'on lui demande, de manière à toujours savegarder l'intérêt et les droits du médecin, tout en satisfaisant à l'insistance de certains malades, pour obtenir des renseignements plus étendus, mais qu'il serait imprudent de leur donner, sur les moyens curatifs qu'on leur conseille;

Cependant, certaines questions d'exercice, à notre avis d'un intérêt majeur, n'ayant été, dans cette circonstance, pour ainsi dire, qu'*effleurées* par la discussion, et ces questions ayant présentement beaucoup d'importance et d'actualité pour le pharmacien, nous y reviendrons plus tard dans la crainte qu'en cet état leur solution soit ou différée ou contraire à nos souhaits, lors de la présentation prochaine de la loi.

Telle est la longue énumération des devoirs du pharmacien envers la loi, la société et la profession. Ah ! sans doute, ce doit être une chaîne bien lourde à porter pour celui qui n'a embrassé cet art honorable que dans l'espoir d'arriver promptement à la fortune ; mais ce fardeau devient facile et léger pour l'homme qui se livre à son étude et à sa pratique avec ardeur et persévérance ; car, si l'observance des devoirs de son état est pour son cœur la source des plus douces jouissances, l'estime et la considération publiques (1), les distinctions flatteuses que ses utiles travaux et son dévouement au pays peuvent lui mériter, dans l'âge mûr, en deviennent un jour la récompense la plus glorieuse. En effet, « à tout hon-
» nête homme appartient la considération, s'il remplit
» les devoirs de son état, a dit un philosophe alle-

(1) En 1850, M. Vée, pharmacien, ancien maire du cinquième arrondissement de Paris, a reçu de ses administrés une médaille d'or, comme un témoignage de haute estime et de reconnaissance, pour les services rendus durant son administration.

» mand, mais celui dont la vie est consacrée au bien » général a droit à double part. »

DROITS DU PHARMACIEN.

Il n'est personne, nous osons l'affirmer ici, qui ne reste convaincu, après la lecture des chapitres précédents, que les *droits* du pharmacien établis sur le principe d'une justice distributive parfaitement irréprochable, n'égalent au moins la somme des *devoirs* attachés à l'exercice de son art et ne compensent bien au delà les sacrifices et les obligations qu'il lui impose ; il n'en est rien pourtant, et c'est cette anomalie de la législation qui ne lui concède que d'une manière étroite et parcimonieuse les immunités dues à son titre, ce contraste frappant dans le partage des charges et des priviléges, qui soulèvent incessamment les doléances du corps pharmaceutique.

En effet, sous l'empire du système insolite qui régit notre profession, à quels droits peut prétendre la pharmacie ?

Tandis que bon nombre de carrières libérales jouissent en paix d'institutions toutes paternelles, de conseils de famille, de chambres syndicales, etc., etc. ; tandis que l'industrie, l'agriculture et les arts ont leurs prud'hommes ; que partout, enfin, des sociétés de secours mutuels et de prévoyance se fondent et s'organisent ; seule, la pharmacie, déshéritée de tous ces avantages, attend et languit dans l'exception......... ; elle n'a même pas le droit constitutionnel d'être jugée par ses *pairs* en matière de simples griefs, de légères contraventions. Et la société qui demande au pharmacien tant de garanties morales et scientifiques, lui tient-elle compte des difficultés qu'il a dû vaincre pour acquérir, au prix de ses veilles et de son patrimoine, le degré d'instruction et de capacité qui lui sont indispensables pour ses importantes fonctions? Oh! non, sans doute; condamné à l'oubli, à l'*ilotisme* le plus complet, à des servitudes onéreuses et fatigantes, il ne siége pas dans les conseils d'hygiène et de salubrité (1), ni dans les commissions administratives des hôpitaux, comme le médecin; en un mot, sa vie sociale et politique est annihilée par les entraves qu'on lui suscite de toutes parts.

Encore, s'il pouvait sans crainte se livrer aux occupations industrielles, aux entreprises commerciales; hélas! pas davantage; soumis à toutes les taxes du marchand, à l'impôt fiscal de la patente, exposé aux chances mauvaises, aux éventualités du négoce, il n'en a ni les franchises, ni la liberté; assujetti à des conditions restrictives de vente, à la surveillance périodique des jurys médicaux, de plus, aux réglements particuliers de sa profession, il lui est interdit, par des raisons d'ordre public et de sécurité, de cumuler jamais d'autres fonctions.....

Voilà son lot, voilà son partage.....

Mais, du moins, ses droits légaux qui sembleraient

---

(1) Les pharmaciens font actuellement partie de ces conseils, mais en minorité: Voir le décret qui les institue, année 1849.

au premier abord mieux définis, placés qu'ils sont sous l'égide de l'autorité administrative, ces droits sont-ils à l'abri des attaques et des poursuites? Chaque jour vient nous révéler le contraire; chaque jour, les tribunaux lui en contestent la validité (1), la paisible jouissance. Et, trop souvent, les subtilités d'une dialectique tortueuse et déliée, les motifs les plus spécieux et les plus frivoles, joints à la tolérance élastique du texte de nos lois, font pencher la balance en faveur des illégalités et sacrifient au bon plaisir, aux caprices du juge, les droits imprescriptibles du pharmacien.

CHARGES ET BÉNÉFICES.

Parmi les nombreuses erreurs, les mille et une absurdités qui se propagent dans le monde, il n'en est pas de plus répandue, de mieux accréditée, que cette fausse croyance des gains énormes que fait le pharmacien. Et ce n'est plus seulement le vulgaire, incapable de juger avec connaissance de cause en pareille matière, qui jette le cri d'alarmes : *caveat emptor* ; mais aussi les hommes haut placés par leur éducation et leur intelligence, qui, dans leur scepticisme moqueur, n'ayant foi ni dans la médecine ni

---

(1) Deux exemples de la législation pharmaceutique diversement interprétée :

1° Vente de médicaments par les vétérinaires, autorisée par le tribunal de Mortagne, malgré l'action civile du pharmacien ; 2° condamnation par la cour royale de Nancy, des sœurs de Vaucouleurs, pour exercice illégal de la pharmacie.

dans la différence de qualité des médicaments, et ne voyant, d'ailleurs, dans le pharmacien qu'un marchand boutiquier ; dans la pharmacie, qu'un métier comme un autre, s'entourant à dessein d'un reste de mystère, sont imbus de cette prévention et trouvent toujours ses bénéfices exagérés, pour ne pas dire illicites.

Sans vouloir rechercher les motifs de cette aveugle crédulité ailleurs que dans l'inégalité trop souvent constatée des *tarifs* en usage dans chaque officine, dans l'inintelligente *diffusion des prix courants* de droguerie, et surtout dans le spectacle journalier des fortunes scandaleuses, amassées par certains *spécialistes*, il est de notre devoir d'atténuer, sinon de détruire un préjugé si nuisible à notre cause, en ramenant à de justes proportions toute appréciation erronée ou mensongère sur cet objet.

Essayons donc d'établir par le froid langage des chiffres la balance approximative de l'*actif* et du *passif* du pharmacien ; en un mot, faisons son *bilan*. Certes, nous ne prétendons pas offrir ici un tableau d'une rigueur mathématique pas plus qu'un bordereau exact de ses *recettes* et *dépenses* ; nous avons simplement à cœur de prouver, s'il se peut, par cette briève exposition, qu'aujourd'hui, dans la pharmacie, tout n'est pas profit, comme on semble volontiers le croire.

Si d'abord nous admettons comme terme moyen (en dehors de quelques rares exceptions à Paris et dans les grandes villes) le chiffre de 10,000 francs

(1) pour produit *brut* de chaque officine, nous aurons à prélever d'abord le gain éventuel que nous abutons, bon an mal an, à la somme de cinquante pour cent, 5,000 francs; défalquant ensuite de cette somme les dépenses annuelles indispensables pour subvenir aux frais d'une maison tenue sur un pied respectable et suivant le rang que le pharmacien occupe dans la société, dépenses qu'il faut fixer en quotité aux deux cinquièmes du produit total ci-devant énoncé, ou bien à 4,000 francs. Son fonds de réserve ou plus-value ne sera que de 1,000 francs, somme presque insuffisante pour parer aux fréquentes variations du prix des matières premières, aux pertes et aux déchets des substances médicamenteuses, à la mobilité d'une clientèle très-aléatoire, et surtout aux rentrées difficiles, l'un des plus positifs inconvénients de la pharmacie.

Toutefois, si nous avons arbitrairement choisi le chiffre de 10,000 francs comme terme de proposition, c'est bien à dessein et afin de démontrer à tous les yeux que le pharmacien, placé dans les meilleures conditions de réussite, peut à peine suffire aux exigences de sa position et que depuis longtemps la pharmacie n'a jamais donné que de très-médiocres résultats.

Que sera-ce donc, si, portant nos regards au-des-

---

(1) Le chiffre est calculé sur le nombre de pharmacies existant en France, et qui est présentement d'environ 5,000 (voir la *Statistique des médecins et pharmaciens de France*, 1851, par M. Lucas Championnière.)

sous de cette catégorie de *privilégiés*, nous descendons graduellement l'échelle? Nous trouverons de pauvres et malheureux confrères, parias de la famille médicale, habitant de petites bourgades et réalisant à peine un mince pécule; quelquefois chargés d'une nombreuse famille et réduits à l'état le plus précaire ; souvent même, par l'absence de débit et de capitaux, manquant des médicaments nécessaires, ou n'alimentant leurs officines à peine garnies de quelques bocaux qu'au fur et à mesure du plus pressant besoin. Disons néanmoins, pour l'honneur du pays, que cette situation désolante est heureusement peu commune ; que jusqu'ici même, elle fait exception.

Cependant, d'un côté, si la loi nouvelle vient prescrire au pharmacien de se borner au seul débit des médicaments inscrits au Codex, et ordonnés par les médecins, s'il ne peut y joindre quelque branche accessoire plus lucrative ; d'un autre côté, si les vétérinaires et les communautés religieuses confectionnent et délivrent à tout venant des drogues simples et composées ; enfin, si le gouvernement ne décrète pas un *tarif légal* obligatoire ou *la limitation* du nombre des officines, pour rétablir l'équilibre, vainement l'on tenterait de régénérer notre profession, et de lui rendre son ancienne prospérité.

La concurrence envahissante des industries voisines, les frais d'une instruction plus complète et plus dispendieuse, les besoins croissants de la famille, l'impérieuse nécessité de faire honneur à ses engagements, toutes ces causes produiront avant peu une *atténuation* (mot de M. Vée) déplorable denos établissements et rendront sans cesse les lois et les règlements actuels illusoires et insuffisants.

A la vérité, nous pouvons espérer que le grade de bachelier ès sciences imposé aux nouveaux récipiendaires (1) diminuera dorénavant le nombre des réceptions, en tenant à distance beaucoup de médiocrités honnêtes mais incapables qui trop longtemps ont encombré la voie; mais, si l'avenir s'offre plus riche de promesses pour la génération qui nous suit, à nous encore, sentinelles avancées, la garde du camp; à nous, travailleur matineux, le labeur et le poids du jour.

CONCLUSION.

Après avoir exposé, dans toute leur étendue, les devoirs et les droits du pharmacien, énuméré ses charges et ses priviléges, il nous reste à déduire les conséquences qui découlent de notre travail et à présenter à nos confrères les conclusions qu'il nous semble rationnel d'en tirer.

La pharmacie, nous l'avons dit et redit, est aujourd'hui dans un moment de transition pénible et peu rassurant pour son avenir.

Comme SCIENCE, elle n'a pu, malgré tous ses

---

(1) Jusqu'ici cette mesure légale a été sans effet, grâces aux dispenses facilement accordées chaque année à un grand nombre d'élèves. L'arrêté pris, le 17 avril 1850, par M. le ministre de l'instruction publique aurait mis fin à cet abus, si un autre arrêté ministériel n'était venu cette année (1852) accorder une dispense générale, il est vrai, pour cette année seulement.

efforts, malgré ses succès même, obtenir les avantages accordés par l'État aux autres professions libérales ;

Comme ART, elle est déshéritée de cette protection légale qui serait la garantie la plus précieuse de ses titres et de ses droits, le plus grand prix de ses travaux et de ses sacrifices ;

Comme INDUSTRIE, enfin, elle ne jouit point des franchises, de la liberté qui sont les conditions vitales du commerce et qui seules, chaque jour, en développent l'essor.

Que lui manque-t-il donc pour se relever de cette fatale déchéance, pour reconquérir l'éclat et la prospérité qui lui sont dus ?

Une législation équitable et tutélaire, gardienne des intérêts de tous ; une réorganisation assise sur des bases larges et puissantes ; en un mot, la consécration des grands principes, émis en 1834 (1) au sein de la Société de Pharmacie de Paris et de la Société de prévoyance des Pharmaciens de la Seine ; la réalisation des vœux adoptés par le Congrès médical (2) et si vivement exprimés naguère par tous les pharmaciens de la France (3), savoir :

Dans l'enseignement de notre profession :

1° Exigence de conditions plus sévères de savoir ;

---

(1) Cap, *De la Réorganisation de la pharmacie en France*, p. 117.

(2) *Actes du Congrès médical* (section de pharmacie), p. 83 et 85.

(3) Au mois de novembre 1850, une pétition signée par plus de 3,000 pharmaciens a été remise à M. le ministre de l'agriculture et du commerce.

2o Augmentation de garanties d'aptitude et d'instruction ;

3o Ordre et durée des études mieux constatés ;

4o Unité d'enseignement, examens et réceptions dans les écoles ;

5o Fréquentation des cours pratiques rendue obligatoire, enseignement expérimental plus étendu ;

6o Thèse ou dissertation inaugurale à la place de cette compilation dérisoire de quelques formules littérales du *Codex* (voir aux notes générales, § III) ;

7o Un seul ordre de pharmaciens ;

8o Suppression des jurys médicaux ;

9o Organisation de conseils pharmaceutiques départementaux ;

10o Institution d'élèves boursiers (1) ;

Dans sa pratique et son exercice :

1o Liberté pour le pharmacien de préparer toute espèce de médicaments ;

2o Responsabilité mieux définie ;

3o Affranchissement du droit de patente (2) ;

4o Révision décennale du Codex ou formulaire légal (voir aux notes générales, § Ier) ;

5o Tarif obligatoire et tableau officiel des médicaments (2) ;

6o Vente des poisons sagement ordonnancée (3) ;

7o Intérêts des familles sauvegardés.

---

(1) Elèves boursiers des facultés ou *ad meliorem fortunam*, selon l'expression délicate et en harmonie avec la noblesse des sentiments, propre aux différents ministères de l'art de guérir.

(2) Voir à la seconde partie, chapitre 3

(3) Voir à la seconde partie, chapitre 7.

Dans sa discipline :

1° Formation de chambres syndicales indépendantes (1);

2° Visites des officines confiées à des inspecteurs;

3° Réglementation des remèdes secrets et des spécialités (2);

4° Abolition du cumul et du prête-nom;

5° Suppression de l'annonce;

6° Pénalité graduée, mais sérieuse et facilement applicable.

Et, finalement, pour imprimer à cette œuvre un cachet de perfection et de durée :

1° Associations pharmaceutiques libres, autorisées par le Gouvernement (3);

2° Création de caisses de secours mutuels et de prévoyance (4).

Tel est l'ensemble des propositions sur lesquelles nous appelons instamment l'attention et la sollicitude de nos législateurs, leur adoption pouvant seule combler nos vœux et satisfaire notre longue attente.

Nous nous réservons d'en étudier en particulier quelques-unes, dans les chapitres qui vont suivre.

---

(1) Voir à la seconde partie, chapitre 4.
(2) Voir à la seconde partie, chapitre 6.
(3) Voir à la seconde partie, chapitre 5.
(4) Voir à la seconde partie, chapitre 8.

DEUXIÈME PARTIE.

INSTALLATION D'UNE PHARMACIE.

Il n'est pas de question, quelque indifférente qu'elle paraisse au premier abord, qui ne doive fixer l'attention du pharmacien, désireux de voir, enfin, succéder à l'état anormal que lui fait la législation actuelle une position plus libérale et mieux définie.

N'est-ce pas, en effet, ici le cas d'invoquer le proverbe : « Qui veut la fin veut les moyens, » et si, dans ces dernières années, la pharmacie, par la nature de ses travaux, s'est, en quelque sorte, dépouillée de son caractère mercantile et routinier, pour marcher dans la voie d'une pratique habile et savante, n'est-il pas de la plus haute importance que, dans l'application de ce principe à son exercice journalier, elle tende incessamment vers ce but et ramène à cette noble pensée tous les actes extérieurs du pharmacien, par le caractère imposant et sévère que pourraient prendre nos établissements.

C'est, imbu de ces sages maximes et convaincu que, dans la vie, les plus petites causes produisent bien souvent les plus grands effets, que nous venons, à notre tour, émettre quelques idées sur le plan, l'installation et l'agencement d'une officine.

Déjà, dans un article fort remarquable, publié par M. Dorvault, dans son *Répertoire de Pharmacie* (1),

---

(1) Dorvault, l'*Officine*, 5e édit.

M. Vée, pharmacien et légiste habile, a donné le plan d'*une pharmacie modèle*, qu'il confesse être une *véritable utopie*, un *insignifiant hors-d'œuvre*, mais qui n'est point à nos yeux irréalisable, parce qu'il porte un cachet d'originalité, car, tout en tenant compte des difficultés de local, de situation et de fortune, il reste, nous semble-t-il, encore beaucoup à faire, et nous verrions avec plaisir poser des règles expresses sur cet objet dans la loi nouvelle.

Ainsi, d'abord, à la place de ces gigantesques enseignes (nouveau mode de publicité et d'achalandage) qui couvrent la façade de nos maisons et qui rappellent si pompeusement les titres et les grades du propriétaire (de l'officine), nous proposons un simple panonceau, orné du buste d'Hippocrate et indiquant le nom *seul* du pharmacien. Nous proscrivons cette opulence massive de dorures et de glaces, ces attributs et ces emblèmes fantastiques, ces flacons polychrômes, ces figurines laides et surannées, ces groupes d'oiseaux rares et phénoménaux, qui font ressembler, à s'y méprendre, nos pharmacies à l'échoppe d'un brocanteur ou au cabinet d'un tireur d'horoscope (1), et nous remplaçons cet étalage ridicule par l'usage de stores élégants qui, tout en ornant agréablement les vitraux de l'officine, garantissent des rayons du soleil et arrêtent, fort à

(1) Voir la *Physiologie du Pharmacien*, par M. E. de la Bédollière (*Français peints par eux-mêmes*), année 1841, et la *Description d'une officine dans le goût du jour*, empruntée à M. A. Philippe, auteur de l'*Histoire des Apothicaires*, notes générales, § VIII.

propos, les regards importuns des badauds et des désœuvrés.

Puis, dans l'appropriation intérieure du magasin, nous abandonnons volontiers ces étiquettes myrobolantes, à vignettes riches et splendides, dont l'utilité nous semble contestable, et pour le pharmacien qui sait reconnaître et désigner à première vue toutes les substances existant sur ses rayons, et pour le public ignorant le plus souvent le nom et la qualité des drogues, mais toujours prêt néanmoins à gloser sur le néologisme peu euphonique, sur les mots d'une latinité barbare et pédantesque introduits dans la nomenclature pharmaceutique, toujours disposé surtout à faire sa risée des abréviations énigmatiques et divertissantes, des spécifications étranges empruntées au jargon des anciens alchimistes (1).

Cette coutume, d'ailleurs, a l'inconvénient, quoi qu'on fasse, d'empêcher dans certaines circonstances, et selon le désir du médecin, de dissimuler au malade présent à l'exécution de l'ordonnance le remède qu'on lui prépare et pour lequel il a manifesté du dégoût et de l'aversion.

Pour nous, au risque d'être taxé d'esprit systématique, nous nous applaudissons chaque jour de n'avoir point cédé, après vingt ans d'exercice, à l'entraînement général, et d'avoir résisté jusqu'ici aux vives sollicitations de nos confrères.

---

(1) Arnauld de Villeneuve recommande aux médecins de se servir de mots inintelligibles au commun des hommes, pour les abuser dans leur maladie, et par pur *machiavélisme*.

Dans la crainte de donner prise aux récriminations du charlatanisme, en nous couvrant, à son exemple, d'oripeaux scientifiques, et non par un motif d'économie mal placée, nous nous en sommes tenu aux simples contre-étiquettes, collées sous les flacons et dans les capsules qui les recouvrent (1). De cette façon, nous avons pu, sans confusion, donner toute l'extension désirable à la *terminologie* si variée des médicaments, et mettant à profit les sages conseils d'un de nos honorés collègues, M. Deleschamps, adopter les moyens d'éviter les erreurs malheureusement trop fréquentes en pharmacie (2).

D'un autre côté, nul voile ne dérobant à notre attention les nombreuses *espèces* exposées en montre dans notre officine, nos soins pour les garantir de toute détérioration ont été beaucoup plus faciles et plus profitables, tant sous le rapport de leur classement méthodique que sous celui de l'ordre et de la propreté des vases qui les contiennent.

Un point important à régler, c'est le choix du mobilier du comptoir principal, des balances et autres

---

(1) Il est indispensable que chaque flacon, chaque bocal, chaque boîte ou vase, porte le prix de la substance qu'il renferme, par kilogr., hectogr., décagr., afin que les élèves ne puissent jamais s'écarter du tarif, et que, lorsque les circonstances font hausser ou baisser le prix des matières premières, les médicaments composés ne puissent changer dans leur valeur qu'avec elles.

(2) *Journal des Connaissances médicales pratiques*, année 1845; *Moyens d'éviter les erreurs en pharmacie*, par M. Deleschamps; et *Journal de Pharmacie*, année 1845, même sujet, par M. Laroche, breveté.

instruments de pesage (1) qui le décorent ; nous les voulons, autant que possible, très-modestes et peu apparents ; nous voulons surtout qu'on n'y mette jamais cette recherche prétentieuse, ce brillant qui nous rapprochent de l'écueil que nous devons éviter.

Enfin, pour terminer cette longue série de dispositions, il conviendrait que le local affecté à l'officine fût divisé en deux parties (la première formant une pièce d'attente ou parloir) par une balustrade à hauteur d'appui ; cette barrière viendrait utilement tempérer la hardiesse de certains clients, fort habiles à surprendre et à contrôler les faits et gestes du préparateur, ou qui, par leurs commentaires indiscrets, leurs fatigantes causeries, l'entraînent à de fatales distractions, gênent la manœuvre et retardent la délivrance des médicaments. Car la pharmacie est une profession très-grave où rien ne doit être donné à l'illusion ; on ne vient dans une officine que pour des êtres souffrants, et la décence exige qu'on n'en fasse pas un lieu de réunion et de divertissements.

Et pourquoi donc cette sobriété de luxe, cette simplicité, qui sied si bien dans toutes les habitudes de la vie, et qui distingue particulièrement le pharmacien, amoureux de son art, de l'industriel et du marchand, n'entreraient-elles pas désormais dans

---

(1) Depuis quelques années, il existe des balances renfermées dans un petit meuble d'acajou ou de marbre qui nous semblent convenir aux pharmaciens : nous engageons nos confrères à en examiner le modèle dans les nouveaux prix courants de drogueries.

les goûts, nous dirons plus, dans les obligations qu'il doit remplir? Encore une fois, nous n'y voyons rien d'impossible ; tout devant, autour de lui, s'harmonier avec la rigidité de tenue et de mœurs que lui commandent et sa mission et son caractère (1).

Nous ne reviendrons point sur les conditions qui doivent présider à l'aménagement du laboratoire et de ses dépendances ; nous ne dirons rien non plus du personnel d'un établissement placé dans une position favorable et prospère. Les attributions incombant à chacun des employés, les devoirs de chaque élève, l'installation des diverses parties de la pharmacie, sont trop clairement déterminés dans l'article cité plus haut, pour qu'il soit nécessaire d'entrer ici dans de plus longs détails.

Il nous a suffi d'exposer quelques vues nouvelles que nous croyons bonnes à suivre ; pour notre part, et, quoi qu'il advienne, nous avons résolu de les mettre prochainement en pratique, espérant trouver bientôt parmi nos confrères d'ardents et zélés imitateurs.

DES ÉLÈVES EN PHARMACIE.

La conséquence naturelle de l'ordonnance du 27 septembre 1840 a été d'amener une diminution considérable dans le nombre des élèves en pharmacie,

(1) En Allemagne, dit-on, le pharmacien n'a pas, comme en France, de magasin sur la rue, et bien souvent l'étranger qui voyage dans ce pays est obligé de demander où sont situées les pharmacies, rien n'indiquant leur place.

et, par suite, de produire beaucoup d'embarras, une gêne extrême pour le service des officines, tant à Paris que dans les départements.

Les difficultés que la législation nouvelle va faire surgir ne seront point encore de nature à fixer la préférence des jeunes gens et à rappeler l'attention des familles sur un état de vie qui n'offre à leurs enfants, en retour de grands sacrifices, que des chances incertaines d'avenir.

Comment d'ailleurs assujettir aux règles sévères de la pharmacie, aux travaux manuels, souvent arides du laboratoire, et dont la diversité ne détruit pas la monotonie, des individus pour la plupart avancés en âge, impatients de tout frein, et fiers de cette indépendance que donne l'éducation actuelle? comment enchaîner leur volonté à cet esclavage continuel, à ces sujétions capables d'ébranler les plus fermes courages (1)? comment, enfin, concilier l'obligation d'études élémentaires, sérieuses et multipliées, avec les détails du service public d'une officine achalandée, avec les soins d'ensemble et de propreté qu'exige un établissement bien tenu?

En vérité, ce serait folie de prétendre réduire à un tel rôle des élèves livrés par goût à l'étude des sciences abstraites et pour lesquels la pratique pharmaceutique et la dispensation des médicaments ne sont qu'un accessoire; en un mot, de les faire descendre des hauteurs spéculatives au prosaïsme du magasin.

(1) Cap, *Principes élémentaires de pharmaceutique*, p. 1 à 15; p. 409. « Réglement pour le service intérieur d'une officine. »

Cependant le mal va s'aggravant, et de jour en jour la position du pharmacien devient plus critique et plus inquiétante.

Pour obvier à cet inconvénient, divers moyens ont été proposés qui nous paraissent sinon impraticables, du moins insuffisants (1); ils ne pourraient, au reste, satisfaire aux besoins des pharmaciens de province qui souffrent davantage de cette pénurie.

La seule mesure admissible en ce cas, mesure que l'expérience viendra, nous l'espérons, mettre de plus en plus en crédit, par son mode facile de recrutement, serait la création d'une classe intermédiaire d'agents qui, sous un titre plus élevé que ce que nous appelons présentement *hommes de peine* ou *garçons de laboratoire*, rempliraient la même charge que les élèves proprement dits, sans être astreints comme eux aux conditions d'études et de stage, rendues obligatoires par la loi.

Afin de donner une consistance convenable à cette nouvelle institution, il serait à propos de consacrer son existence par une disposition légale, et d'exiger de la part des jeunes gens, se destinant à cette carrière, des garanties réelles de moralité et d'instruction primaire supérieure.

---

(1) Voir le *Répertoire de Pharmacie*, année 1850 : élèves en pharmacie appartenant à l'association pharmaceutique du Rhin. Proposition d'organiser cette institution par la Pharmacie centrale (séance du 14 août 1853.)

- Voir le *Supplément à l'Officine* de Dorvault, p 51, dans laquelle cet auteur propose de réduire des trois quarts le nombre des élèves des hospices civils, et de ne les admettre au concours qu'après quatre années de stage dans une officine, et pas avant l'âge de 23 ans.

Ainsi, dans notre pensée, ils ne seraient admis dans les pharmacies qu'à l'âge de quinze ans et munis de certificats constatant leur aptitude et leur conduite régulière; en outre, pour obtenir le grade de *préparateurs* ou d'*aides-pharmaciens*, ils seraient tenus, après trois ans d'exercice, de subir publiquement, devant les chambres de pharmacie, un examen théorique et pratique sur l'art de manipuler, sur la posologie et la matière médicale. Ce brevet de capacité leur conférerait le droit d'occuper dans les officines le poste d'élèves *sérieux*, qui bientôt manqueront *totalement*, si l'on n'y avise à temps.

Ces précieux *auxiliaires*, doués en général d'intelligence et pleins de bonne volonté, entrevoyant dans l'avenir le moyen d'utiliser leurs facultés d'une manière honorable et lucrative, façonnés dès leur jeunesse aux moindres détails pharmaceutiques, viendraient, avant peu d'années, combler le vide que nous pressentons, et rendre à la plénitude de sa liberté, à ses devoirs d'homme de science et de citoyen, le pharmacien, aujourd'hui placé dans l'alternative cruelle ou de négliger ses recherches et ses travaux de cabinet et les fonctions civiles souvent importantes qui lui sont confiées, ou de compromettre sa responsabilité, en abandonnant à des mains novices et inexpérimentées la gestion de son établissement (1).

---

(1) Des exemples récents viennent confirmer ce que nous avançons : à Strasbourg, à Brest et à Paris (1850), des élèves ont commis des erreurs fatales qui ont conduit les malades au tombeau, *eux-mêmes* en prison, et leurs patrons à payer à la partie civile des dommages-intérêts considérables.

TARIF LÉGAL.

L'adoption d'un *tarif officiel* des médicaments et des manipulations pharmaceutiques est l'une des plus capitales de nos réformes; et, en effet, si parfois cette proposition, admise en principe par la cinquième commission du Congrès médical, restreint l'exercice d'un droit, c'est afin de le garantir de tout excès au profit de la morale et de la sécurité publique. Son but et ses conséquences sont donc inappréciables pour l'avenir de notre profession.

Cela posé, il nous devient facile de prouver, dans le cours de ce chapitre, la nécessité, l'urgence et la possibilité d'une semblabie mesure.

Quoi de plus urgent, en effet, que de mettre des bornes à ce désolant arbitraire, la pire des choses en ce monde; de faire cesser ces inégalités de prix, cette complète anarchie qui existent aujourd'hui dans toutes les pharmacies et qui produisent sur le public une impression fâcheuse et trop souvent durable? quoi de plus pénible pour nous, pour notre délicatesse, que ces altercations journalières, ces scènes désagréables, suscitées par certains clients qui, nous assimilant au premier marchand venu, viennent débattre la valeur de nos produits, comme ils le feraient d'articles de ménage ou de fantaisie?

Certes, il est temps de sortir d'une position aussi humiliante et qui blesse si profondément nos sentiments les plus intimes.

Or, le remède au mal que nous signalons, le seul moyen d'arrêter ses ravages, c'est de lui opposer le frein de la loi, en décrétant l'établissement d'un *tarif légal.*

Sa nécessité ne peut être contestée, et si jusqu'ici son application générale a trouvé des contradicteurs, devant le vote de la majorité, leur opinion ne saurait prévaloir.

Et quels sont, après tout, les adversaires d'une mesure aussi salutaire, mesure des plus nécessaires, à notre sens, à la régénération de la pharmacie? Deux classes d'hommes que nous nous étonnons fort de rencontrer dans les rangs des pharmaciens, parmi ceux-là même qui devraient la solliciter et la défendre.

Les premiers, pour l'ordinaire, ennemis par système ou par indolence de toute modification qui dérange leur manière d'être ou d'agir, se complaisant d'ailleurs dans leur *optimisme*, ne résistent, à la vérité, que faiblement et seraient peu redoutables (leur opposition étant plus instinctive que réfléchie), s'ils ne paralysaient de cette façon les efforts tentés pour amener à bien cette proposition.

Les seconds, mus par des calculs d'intérêts privés, mettent plus d'obstination et de vivacité dans leurs attaques; cachant hypocritement sous le masque de la philanthropie et de la charité la duplicité de leurs manœuvres, ils invoquent à grands cris la liberté du commerce, garantie par la *Constitution* à chaque citoyen, et, non contents de ces déclamations, chaque jour, ils prennent à tâche de discréditer l'institution par d'amères critiques, de virulents pamphlets qui malheureusement, de notre temps, trouvent trop d'échos dans la presse vénale et chez un public prévenu.

Ces derniers sont donc plus à craindre, leurs vues se colorant au besoin du semblant d'un beau zèle pour le bien général et la légalité. Cette tactique assurément n'est pas nouvelle. Mais, dès que nos législateurs, pesant dans leur conscience les graves considérations que nous venons d'émettre, auront réduit à leur valeur les prétextes de cette opposition jalouse, incontinent ils fermeront l'oreille aux insinuations perfides de l'industrialisme. Cet échafaudage de grands sentiments croulera de lui-même, et nous les verrons alors appuyer de toute leur influence les partisans avoués d'une réforme protectrice des hauts intérêts de notre profession.

Maintenant que nous avons démontré l'impuissance et l'inanité des attaques de nos antagonistes, signalons ici les désordres qu'entraînent, et l'absence de toute réglementation à ce sujet, et la tendance funeste et continue vers l'avilissement du prix des médicaments qui en est la suite, afin qu'à l'avenir, suffisamment renseigné, on sache distinguer l'apparence de la réalité, et qu'on ne cède plus aux séductions du charlatanisme, aux appas trompeurs du bon marché.

Nous l'avons dit et nous le répétons encore : en fait de médicaments (1), il n'en est pas comme de toute autre denrée dont le choix et la qualité sont appréciables à première vue et soumis au contrôle de l'acheteur.

(1) En fait de médicaments, a dit M. Vée, il ne faut que le nécessaire ; le reste est nuisible à la bourse et à la santé.

Il faut de la part du malade une confiance tout aussi grande dans l'intégrité du pharmacien qui le sert que dans l'habileté du médecin qu'il consulte; et, n'est-ce pas s'exposer gratuitement aux risques d'être trompé que de suspecter sa bonne foi, en lui imposant des conditions de prix qui le placent dans la triste alternative, ou de ne point délivrer le remède *prescrit* ou d'en altérer la substance; en un mot, pour nous servir d'une expression vulgaire : *de donner de la marchandise pour l'argent;* ce qui serait non plus un vol, mais un crime.

Cependant, dans notre siècle de petites fortunes et d'ardentes convoitises, siècle avide de bien-être et de faciles jouissances, conséquemment calculateur par principe ou par nécessité, chaque jour le pharmacien se voit exposé à cette rude épreuve qui ne peut trouver de terme que dans l'adoption d'une législation énergique et sévère (1).

Et remarquons-le bien; nul ne soupçonne combien, en pharmacie, les modifications, les substitutions, les fraudes de tout genre sont faciles à dissimuler, même aux yeux du praticien le plus exercé, de l'expert le plus habile. Tout le monde ignore que, trop souvent, le pharmacien probe et consciencieux tire à peine un gain honorable et suffisant de son débit annuel, quoique ses prix soient élevés, tandis qu'un sien confrère, plus astucieux et plus cupide

---

(1) Voir l'article de M. Jacout : *De l'état actuel de la pharmacie*, lu au cercle pharmaceutique de la Marne. *Répertoire de pharmacie*, mai 1850. Les articles de M. Meurant : *Journal des Connaissances médicales pratiques*, 5 et 20 mars, 20 mai 1851.

(hélas! avouons-le, en rougissant, notre profession recèle des gens de cette espèce) attire à soi la clientèle et sait, par des expédients que réprouve l'honneur, se récupérer, en un tour de main, des prétendus sacrifices qu'il a semblé faire. En effet, le savoir-faire est un sorcier qui assure le succès en ce monde. De là, bientôt, cette froideur, cette mésintelligence, ces conflits qui éclatent entre les pharmaciens d'une même localité; de là, cette jalousie ombrageuse, cette concurrence sans trève ni merci qui contristent le cœur de tous les hommes amis de la conciliation et de la paix.

Epargnons à nos lecteurs le détail affligeant des mille fourberies, des artifices sans noms, des actions déloyales, passées en habitudes dans un certain genre de maisons; substances inertes et sans valeur, médicaments héroïques et d'un haut prix, préparations chimiques ou galéniques, rien n'échappe à l'art maudit du falsificateur; et parfois, devant tant de perversité et d'audace, l'on se prend à douter si la science et le génie ont vraiment été donnés à l'homme plutôt pour abréger la vie de son semblable que pour la conserver (1).

---

(1) Voir l'ouvrage de M. Chevalier, *Sur les altérations des substances alimentaires*, et le livre de M. Frégier, *Sur les moyens pratiques d'améliorer la condition des ouvriers*. Voir le *Traité de l'anarchie médicinale*, par M. Gilibert. Gui Patin a défini l'apothicaire : *animal fourbissimum bene faciens partes et lucrans mirabiliter, organa pharmaciœi, organa fallaciœ*. Malheureusement, combien de pharmaciens de nos jours méritent cette épithète un peu sévère, mais juste! Cependant tous ne se hâtent pas, ainsi que l'avance le docteur

En présence de tels maux, qui pourrait encore nier les avantages d'un *tarif légal ?* et quels motifs assez puissants en feraient ajourner l'établissement (1)?

Sa rédaction est possible, et quoique, dès l'abord, pour fonder une œuvre de cette nature, pour en harmoniser les parties entre elles, pour en rendre la pratique obligatoire dans tous les lieux et dans toutes les circonstances, de grands obstacles soient à vaincre, néanmoins, à nos yeux, ils ne sont point insurmontables ; qu'une commission d'hommes compétents soit chargée de ce travail, de suite elle trouvera les matériaux nécessaires à son exécution, tant dans les nombreux documents fournis par les Sociétés de Pharmacie que dans les divers tarifs mis en usage chez les pharmaciens de plusieurs départements (2).

Entrons donc hardiment dans la voie, le problème sera bientôt résolu. Pourtant (nous ne pouvons nous le dissimuler), il est à cette mesure des objections

---

Munaret (p. 403), de saisir l'occasion d'écouler pour le moindre *bobo* une topette de sirop vermifuge ou autres, etc. Il en est encore, pour l'honneur de la profession, quelques-uns de probes et de consciencieux qui savent respecter les droits des médecins, et qui ne s'occupent que de ce qui les regarde.

(1) M. A. Pennès proposait, en 1843, de désigner tous les *cinq ans* un pharmacien par département pour la révision du tarif légal déjà publié.

(2) Le nouveau tarif des pharmaciens de la Seine, celui des médicaments pour les départements du Haut et du Bas-Rhin (1850), enfin le tarif joint à l'*Officine* de Dorvault avec ses fascicules annuels, sont des modèles en ce genre.

sérieuses et d'une certaine gravité, objections qui, ne prenant plus leur source dans l'intérêt personnel ou l'esprit de routine, présentent, au premier coup d'œil, quelque apparence de logique et de sincérité. Essayons de les combattre, tout en les exposant.

La première, c'est, nous dit-on, l'impossibilité même d'établir un tarif uniforme pour toute la France, impossibilité basée sur les considérations suivantes : 1° l'éloignement ou la distance inégale pour chaque officine des centres de production, des ports d'arrivages et lieux d'entrepôt des denrées médicamenteuses, conséquemment l'augmentation relative des prix d'achat des matières premières ; 2° les charges plus lourdes de loyers, de contributions, d'un personnel de choix et d'une certaine représentation imposées aux pharmaciens installés dans les grandes villes, à la portée des beaux et riches quartiers ; 3° enfin, l'état plus ou moins prospère des populations et la condition sociale des individus.

Examinant d'abord les motifs à l'appui du premier argument, nous dirons qu'ils nous semblent dénués de tout fondement, en raison de la facilité croissante des communications et de la réduction des frais de transport acquise chaque jour aux consommateurs; mais, au surplus, existât-elle réellement, cette différence ne saurait en rien modifier notre opinion; en effet, la pharmacie n'est point une de ces industries où la consommation se fasse sur une large échelle ; ses affaires roulent sur de très-minimes intérêts, et les variations subites des marchandises ne peuvent jamais lui être bien fatales. D'ailleurs, ainsi que l'ont fort bien expliqué MM. Vée et Dorvault, dans les passages qui vont suivre : « Toute espèce de valeur commerciale doit se » composer de deux éléments : d'abord, le prix de » revient ou valeur intrinsèque de la chose vendue, » et, en second lieu, le bénéfice légitime du vendeur. » Pour le pharmacien, il y a quelque chose de plus : » Avant d'arriver à l'exercice de sa profession, il a » fait de longues études, subi des épreuves difficiles; » la nature des substances qu'il délivre, des circon- » stances où il les donne, lui impose une dange- » reuse responsabilité morale et matérielle : ce n'est » donc plus là un bénéfice mercantile ordinaire qu'il » a à réclamer, mais bien des *honoraires*, qui, com- » me tous ceux accordés aux professions savantes, » peuvent varier à l'infini, suivant les cas où on les » accorde, et même, selon la position où la réputa- » tion individuelle de celui qui les obtient. Ce fait » est généralement accepté ; il explique et justifie la » différence considérable qui existe entre la valeur » vénale et la valeur intrinsèque de certains médi- » caments (1).... Et si dans le commerce, en général, » sous le prétexte ou sous la réalité de la différence » de qualité d'une marchandise donnée, les prix » peuvent et doivent varier, pour les médicaments » (et c'est là encore un fait qui particularise la phar- » macie des autres professions), la variation des prix » d'une officine à une autre par de pareils motifs ne

(1) Article de M. Vée sur les tarifs pharmaceutiques. *Journal des Connaissances médicales pratiques*, septembre 1847.

» peut être admise, parce que le médicament du » même nom ne peut varier de qualité : il est UN, et » si accidentellement il n'en était pas ainsi, la thé» rapeutique exige qu'il soit ramené à cette unité » par les moyens que la science et l'art pharmaceu» tique enseignent (1).... »

Au second argument, nous répondrons que si les pharmaciens des grandes localités supportent des frais généraux d'établissement et d'entretien plus considérables, évidemment aussi leur clientèle est plus nombreuse et plus productive ; qu'à cet avantage viennent s'en joindre d'autres non moins précieux : les moyens d'éducation commodes et peu dispendieux ; le choix d'une carrière facile pour leurs enfants ; leur placement presque assuré ; enfin, un certain relief, une réputation d'habileté dont, à mérite égal, ne jouit point encore le pharmacien de province ; ajoutons à cela la satisfaction, pour l'homme studieux, de pouvoir puiser à pleines mains aux sources mêmes de la science et d'acquérir les connaissances variées qui le rehaussent aux yeux du public et de ses confrères. Tout cela, sans doute, vaut bien quelques sacrifices et compense amplement bien des inconvénients.

Enfin, pour détruire le dernier argument de nos adversaires, nous leur opposerons l'art. 14 *(bis)* du projet de loi sur l'exercice de la pharmacie, § 2 et les commentaires qui l'accompagnent. « Une taxe

---

(1) Dorvault, le *Projet de loi sur l'exercice de la pharmacie*, publication de 1851.

» pour les indigents sera comprise dans ledit tarif :
» ce tarif sera révisé tous les ans, etc. »

Au reste, qu'avons-nous besoin de tant de preuves? n'existe-t-il pas de nombreux précédents que nous pouvons invoquer en faveur de cette proposition? A Paris et dans toutes nos officines les remèdes secrets, les spécialités sont invariablement taxés par leurs inventeurs, sans que, pour cette raison, la vente en soit restreinte ou entravée ; eh quoi ! ceux-là seuls jouiraient-ils donc sans conteste de tous les droits et de tous les priviléges au détriment de nos préparations pharmaceutiques les plus usuelles? Certes, nous ne pouvons le croire, car ce serait trop mal augurer du bon sens et des dispositions des pharmaciens à ce sujet.

La seconde objection, c'est la difficulté de constater ou de faire constater, dans un rayon même très-rapproché, les infractions aux tarifs mis en vigueur, dont par mille moyens on saura fort bien s'affranchir à l'occasion.

Sans doute, pour l'homme que rien n'arrête dans le sentier du devoir et qui sacrifie au culte des intérêts matériels son honorabilité et l'estime de ses collègues, il n'est pas de règle qui ne devienne un prétexte d'opposition, dès lors qu'elle contrarie ses appétits mercantiles. Mais, ici, rien qui en menace l'existence ; ses intérêts, loin d'être en péril, sont sauvegardés d'une manière constante et, désormais, exempts de cette fluctuation si désastreuse dans les affaires. Il suffira donc d'apporter, dans l'accomplissement de ce principe, une commune bonne foi, une mutuelle confiance, et l'objection tombe d'elle-même; car il n'est pas probable qu'on soit tellement inféodé aux abus, qu'on refuse, de gaieté de cœur, les bénéfices réels d'une position à jamais assurée. D'un autre côté, croyons-le bien, les visites inopinées des inspecteurs, la crainte du châtiment, les chances d'une amende ramèneront peu à peu les rares dissidents à l'uniformité de la loi.

La troisième objection, c'est la formation d'un tableau nominal et limitatif des substances et médicaments à porter sur *les tarifs pharmaceutiques*. Nous dirons encore avec M. Vée (1) qu'on ne devrait y voir figurer que les médicaments qui engagent véritablement l'art et la responsabilité du pharmacien et non cette foule d'articles qu'il tient à la disposition des malades et du public, que l'on trouve également chez l'épicier, le confiseur et le droguiste, etc., et qu'il serait impossible de soumettre à un contrôle sérieux, en raison de leur emploi dans les arts et l'économie domestique.

Enfin, la dernière objection, c'est l'admission des pénalités contre les délinquants.

Sans prétendre poser ici des règles absolues, il nous semble que ces peines devraient être sévères, mais graduées : car une telle loi étant toute morale et sa force ne reposant que sur une fidélité réciproque, un engagement d'honneur, un châtiment exemplaire devrait être infligé par les chambres

---

(2) *Journal des Connaissances médicales pratiques*, septembre 1847, article Vée, *Sur les tarifs pharmaceutiques*.

syndicales au manque de parole et d'égards envers la corporation tout entière.

Elles seraient disciplinaires. En effet, le bien public n'étant pas directement en cause, et l'éclat d'une première faute pouvant entraîner de fâcheuses conséquences pour son auteur, il conviendrait de le faire juger par ses pairs et de le rappeler, dans le secret de la famille, à l'observance légale des règlements.

Elles seraient pécuniaires, car toujours le dommage causé doit, d'après notre Code civil, emporter une peine équivalente, et l'amende imposée, en pareil cas, profiter, sinon à l'individu lésé, du moins à la caisse commune.

Ainsi se trouveraient tranchées ces graves difficultés.

Nous nous arrêtons à ces considérations, puisées dans le sujet même et toujours étayées des témoignages et de l'appui des pharmacologistes les plus distingués, laissant à la haute sagesse des commissions, à l'expérience éclairée de nos hommes d'Etat, le choix des moyens à prendre pour asseoir équitablement cette importante mesure, base de toutes les réformes de la pharmacie; car aujourd'hui c'est moins d'un code de lois que d'un code de morale que la pharmacie a besoin. Montesquieu l'a dit : « Il » y a des moyens pour réprimer les crimes, ce sont » les peines; il y en a pour corriger les mœurs, ce » sont les exemples. »

JURYS MÉDICAUX. — INSPECTION DES PHARMACIES.

De tous les points de la France, une voix unanime s'est élevée contre l'existence des jurys médicaux, dont l'organisation ne satisfait plus aux besoins de notre époque et qui ont fait leur temps (1). Nous ne venons point ici les défendre, loin de là ; car, maintes fois, nous avons pu nous-mêmes constater leur insuffisance et les vices attachés à leur mode de fonctionner en matière d'examens.

Mais les jurys médicaux n'ont pas pour unique mission de présider aux actes probatoires, à la réception des candidats au titre de pharmacien ou d'officier de santé (2) ; les inspections annuelles des officines, des maisons de droguerie, des herboristeries et des dispensaires d'hôpitaux leur sont attribuées ; par conséquent, ils sont chargés de la police médicale et pharmaceutique de chaque département.

C'est sous ce seul point de vue que nous voulons envisager la question, les intérêts les plus chers de notre profession s'y trouvant engagés.

---

(1) En 1825, la Société de pharmacie de Paris faisait la même demande. En 1830 (15 février), l'école de pharmacie, dans un rapport au ministre de l'intérieur, demanda la suppression des jurys médicaux et l'abaissement de l'âge pour la réception (à 24 ans).

(2) La création des écoles secondaires détruit par le fait les jurys médicaux comme jurys d'examens ; ils n'ont plus l'avantage d'économie à offrir aux candidats, puisque, pour se présenter devant eux, il faut être reçu bachelier.

Et d'abord, aurons-nous, pour remplacer l'institution existante, des conseils médicaux mixtes, comme le propose le projet de loi de 1848, ou, mieux inspirés, nos législateurs, dégageant enfin la pharmacie de la tutelle stérile et importune de la médecine, accorderont-ils à nos vœux la création de chambres syndicales pharmaceutiques (1), véritables conseils de famille, formés d'hommes spéciaux, capables d'apprécier, sainement et sans passion, la valeur et l'opportunité des plaintes portées à leur tribunal, de terminer amiablement les contestations survenues entre confrères, et d'appliquer les peines disciplinaires sanctionnées par la loi?

Puis, dans l'une ou l'autre hypothèse, quel sera le système adopté par les réglements universitaires?

Des membres de ces conseils seront-ils délégués, chaque année, pour procéder aux visites, comme cela se pratique actuellement avec les jurys, ou bien un seul inspecteur, nommé par l'élection, le concours ou l'administration supérieure, viendra-t-il exercer son contrôle sur nos préparations et la tenue de nos officines?

---

(1) Voir les Actes du Congrès médical, *Rapport et discussion de la commission*, n° 1 et n° 3 (section de pharmacie), pages 82, 87 et suivantes.

Voir les articles de M. Vée. Chambres syndicales pharmaceutiques. *Journal des Connaissances médicales pratiques*, décembre 1844.

Le Rapport de M. Double à l'Académie de médecine. Chapitre de l'organisation des conseils médicaux, des conseils de discipline, par le docteur Parchappe de Rouen. Journal l'*Union médicale*, février 1848.

Quoique, au premier abord, ce dernier mode paraisse singulier et sujet à de graves inconvénients, dont le moindre serait l'extension du *favoritisme* et la création d'une nouvelle classe de solliciteurs et de fonctionnaires salariés, de l'avis de beaucoup de nos confrères (et nous sommes heureux de rencontrer dans ce nombre M. Vée et tous les membres de la commission permanente du Congrès) (1), c'est le seul préférable, le seul qui puisse amener des résultats prompts et satisfaisants, que l'on ne pourrait atteindre ni par le déplacement temporaire d'un professeur d'une école, ni par l'adjonction d'un docteur-médecin au pharmacien préposé pour cet office.

En effet, jusqu'ici a-t-on pu sérieusement penser que de rares inspections, faites à la hâte et comme à vol d'oiseau (2), le plus souvent subordonnées au bon vouloir d'un commissaire de police ou des autorités locales, aient pu conduire à la constatation des abus et y porter remède? peut-on croire davantage que les mêmes moyens (sous d'autres dénominations) n'échoueraient point encore? Ce serait se faire illusion et retomber de toute sa hauteur dans l'ornière fatale dont, à tout prix, l'on veut sortir.

Nous opinons donc pour l'organisation d'inspecteurs dans le corps pharmaceutique, généraux ou

---

(1) Voir le journal l'*Union médicale*, des 18 et 25 janvier 1848.

(2) Il faudrait que les membres des jurys médicaux fussent munis, à l'instar des inspecteurs des pharmacies allemandes, de quelques réactifs capables d'éclairer leur jugement au-delà des formes extérieures des médicaments.

particuliers, suivant les besoins du service, mais nous demandons que les hommes qu'on investira de cette charge, soient désignés parmi les pharmaciens émérites; que leur nomination émane du pouvoir ou du choix de leurs collègues (1). Ils devront avoir fait leurs preuves, non plus comme hommes de science et de théorie, mais surtout comme hommes pratiques et spéciaux, être doués d'un sens droit, d'un esprit juste et clairvoyant, unir enfin la loyauté des intentions à cette aménité des formes, qui tempère, à l'occasion, l'âpreté des lois.

Tels sont les arbitres que nous désirons voir appelés à remplir cette magistrature à la fois paternelle et répressive.

Dégagés de toute préoccupation extérieure, affranchis des sujétions administratives, libres dans leurs mouvements et dans leurs allures, sans partialité comme sans rancune, ces hommes revêtus d'un titre légal procéderont avec art et prudence aux actes de leur ministère et s'acquitteront consciencieusement, en toute rencontre, du mandat qui leur sera dévolu.

Mais, pour que ces inspections soient profitables au corps pharmaceutique, pour qu'elles portent des fruits, et qu'avec le temps cette fonction nouvelle ne devienne pas une *sinécure*, ce ne seront plus vraisemblablement quelques heures, quelques jours de

---

(1) Voir le *Code expliqué des pharmaciens*, par Laterrade, édition de 1834, avec commentaires, page 79.

vacation qu'il importera, d'y consacrer (1). Elle fera l'occupation de tous leurs instants, partagés entre les tournées et les expertises (exigeant à elles seules plusieurs mois), les rapports et les procès-verbaux. Or, avant que, sur la présentation du tableau officiel, dressé à cet effet par les soins du maire de chaque commune, le commissaire inspecteur ait visité, à l'improviste, et comme il convient, les pharmacies, les maisons de drogueries et d'épiceries, les dispensaires des hôpitaux et des officiers de santé, etc., en un mot, tous les dépôts de médicaments de son département; qu'il ait rédigé les comptes-rendus de ses démarches, et qu'enfin il ait remis aux mains de l'autorité ses observations et toutes les pièces relatives à sa mission, pense-t-on qu'une année entière soit révolue? Pour nous, nous doutons qu'elle puisse suffire à l'accomplissement d'une pareille tâche. Mais, en retour, que de bien obtenu! que d'abus prévenus et réprimés! que de fautes évitées par de sages conseils, des exhortations amicales et désintéressées (2).

Bornerons-nous ici les fonctions des inspecteurs? A notre sens, leur action pourrait s'étendre utilement à l'examen des objets de grande consommation et des denrées coloniales, à l'analyse des substances

---

(1) En Allemagne, l'inspection d'une pharmacie dure parfois trois ou quatre jours.

(2) Tous les ans, chaque inspecteur ferait au préfet un rapport sur l'état de la pharmacie dans sa circonscription, et de ces différents rapports les écoles spéciales feraient un *compte-rendu* général qui serait adressé au ministre de l'intérieur.

alimentaires que, depuis quelque temps, on s'étudie à falsifier par mille moyens funestes à la santé (1).

Il nous semble qu'eux seuls, par leur savoir et leur expérience, seraient à même de démasquer toutes les fraudes, de reconnaître les tromperies dangereuses qu'il est si difficile de prévenir et d'arrêter et, par là, de mettre fin aux plaintes vives (2), aux réclamations incessantes (3) que le commerce franc et loyal, l'industrie honnête adressent à l'administration, contre un mal qui désole et discrédite à l'étranger nos fabriques françaises.

Il faut bien placer la bonne foi sous l'égide de la loi, puisque l'autorité de la conscience ne suffit malheureusement plus à la préserver de toute altération (4).

Est-il besoin de rappeler à nos lecteurs ce qu'ont pu faire, dans un autre ordre de choses, les visites régulières et bien dirigées ?

Qui ne connaît les difficultés sans nombre que rencontra dans le pays (en 1840) l'adoption du système décimal ? Qui ne sait la résistance qu'on opposa à

(1) Voir le rapport de MM. Ternaux et Riché, *Moniteur* du 4 mars 1851 ; la conclusion de ce rapport, notes générales n° 2 ; l'ouvrage de M. Chevalier, *Sur les altérations des substances alimentaires ;* les articles remarquables du journal la *Patrie :* du 27 décembre 1850, 1er janvier, 18, 20, 27 et 28 février, 1er et 2 mars 1851 ; *Sur les fraudes commerciales et la vie à bon marché.*

(2) Payen, *Rapport sur les engrais concentrés* (congrès général d'agriculture, 1851).

(3) Journal la *Presse,* 1848, affaire Biétry; diverses condamnations de marchands ayant falsifié des denrées, 1849, 1850 et 1851.

(4) Loi du 26 mars 1851, *Sur les falsifications et l'exposition des denrées falsifiées.*

ces inspections inopinées, parfois inquisitoriales? La lutte fut longue; mais la force dont le pouvoir avait armé les agents de ce service vainquit bientôt la routine et les préjugés, et constitua l'ordre et l'unité dans toute la France.

Il en sera de même, un jour, pour la pharmacie, nous devons l'espérer.

Eh quoi! pour prémunir l'intelligence (qui est la vie de l'âme) contre toute doctrine mauvaise ou subversive, contre toute atteinte portée à la moralité de l'enfance et de la jeunesse, des commissions d'examens et de censure, de nombreux comités locaux, veillent d'un œil inquiet et sévère sur la conduite des instituteurs et sur leur enseignement, et, quand il s'agirait de la vie du corps, de l'hygiène et de la santé publique, nulle précaution n'entourerait l'homme auquel elles sont confiées, nulle assurance ne serait donnée à la société de ses lumières et de sa prudence, de son exactitude et de sa probité; son diplôme, en un mot, deviendrait un véritable *palladium*, un rempart inviolable, le mettant à l'abri de toute investigation, et l'existence de ses semblables ne serait entre ses mains qu'un jeu soumis aux bonnes ou mauvaises chances du hasard!... Chaque année, une simple et rapide revue, un inventaire des médicaments fait en courant satisferait à toutes les exigences! Non, cela n'est plus possible désormais, et refuser encore l'institution des inspecteurs serait, à nos yeux, presque un crime de lèse-humanité (1).

(1) « Si la vie privée doit être murée, le magasin dont les ventes in-
» téressent la santé publique et le bien-être quotidien des citoyens les

Nous augurons mieux des intentions et de la sagacité de nos législateurs. Ils ne voudront pas laisser incomplète et inefficace l'organisation que nous réclamons instamment, en tenant la porte ouverte à l'arbitraire et à la tolérance des jurys médicaux.

Nous ne ferons point, non plus, à l'autorité administrative l'injure de croire qu'en présence d'une aussi utile réforme, elle recule devant un léger accroissement de dépenses et qu'elle hésite jamais à sacrifier l'intérêt du fisc au bien général de la société (1).

En effet, comme l'a fort bien dit un économiste célèbre (2) : « Il est bon, sans doute, d'épargner les » deniers des contribuables et juste de ménager le » budget, notre bourse commune; mais toute éco- » nomie qui s'entreprend sur la vie et l'hygiène pu- » blique est une économie mal fondée et toujours » onéreuse pour un Etat. »

» plus nombreux doit être de verre..... Les laboratoires, officines et » magasins des pharmaciens n'ont pu être, d'après la loi de germinal » an XI, un sanctuaire impénétrable; altérés par une main cupide, et » surtout par la vétusté, n'est-il pas des médicaments qui trompent, » quand ils ne les combattent pas, les prescriptions de l'art..... Il » importe que la surveillance puisse pénétrer dans les repaires de la » manipulation frauduleuse et tarir le mal à la source même. »

(Rapport de MM. Riché et Ternaux, *Moniteur* du 4 mars 1851.)

(1) Nous avons toujours trouvé fort étrange qu'une loi de discipline pharmaceutique fût introduite dans un budget départemental, et qu'un conseil général réglât l'inspection des officines.

(2) *Cours d'économie politique*, par M. Michel Chevalier, 1850 et 1851.

VENTE DES POISONS.

L'ordonnance réglementaire du 29 octobre 1845 sur la vente des poisons, en exécution de la loi du 19 juillet, même année, souleva, dans le temps, de la part des pharmaciens des plaintes bien vives, des réclamations très-légitimes (1).

La société des pharmaciens de Paris, tutrice naturelle des droits de notre profession, après avoir consacré plusieurs séances à la discussion des questions qui se rattachent à cette législation nouvelle, décida qu'un mémoire sur cet objet serait adressé au ministre de l'agriculture et du commerce.

M. Dubail, nommé rapporteur, traita la question avec un talent remarquable ; s'emparant de l'opinion émise par M. Dorvault dans l'Officine, savoir : Qu'on ne doit point considérer comme poison au point de vue préventif les substances dont l'odeur, la saveur ou la couleur ne permettaient pas insidieusement la perpétration d'un crime, cet honorable confrère en tira le parti le plus heureux.

Nous n'avons rien à ajouter à ce mémoire si clair et si remarquable, si ce n'est que, dans plusieurs départements, Messieurs les préfets, convaincus, par sa lecture, de l'impossibilité de concilier la stricte application de l'ordonnance sur la vente des substances vénéneuses avec le service des officines et des ma-

---

(1) Vée : De la liberté de prescrire et de dispenser les médicaments actifs, *Union médicale*, novembre 1858.

lades (1), ont bien voulu surseoir à sa mise à exécution; que, dans beaucoup d'autres, au contraire, l'administration, prenant trop à la lettre le texte de la loi, a prescrit des visites générales (2) qui ont amené sur les bancs du tribunal de police correctionnelle un grand nombre de nos confrères, pour s'entendre bien et dûment condamner.

Espérons que le ministère, averti par la tolérance bienveillante des tribunaux, par l'atténuation visible des peines appliquées aux délinquants (3), comprendra l'inutilité de sa persistance, et se hâtera de modifier sinon d'abroger une ordonnance aussi défectueuse (4), chef-d'œuvre trop fameux de la bureaucratie moderne.

DROIT DE PATENTE.

Dans la liste des questions, formant le programme soumis à l'examen de la section pharmaceutique du

---

(1) Le décret du 8 juillet 1850 réduit de beaucoup le nombre des substances vénéneuses portées sur le tableau, sans pourtant faire droit à l'esprit des rapports de MM. Dubail et Bussy.

(2) Le gouvernement prussien a décrété un maximum des doses des substances toxiques, après lequel il serait interdit au pharmacien de délivrer le médicament excédant ce maximum sous peine d'une amende, si le médecin n'avait fait, dans son ordonnance, une mention expresse de ce qu'il a jugé bon d'en agir ainsi.

(3) Condamnation de tous les pharmaciens de Nantes à cinq francs d'amende, minimum de la peine, pour non-exécution de la loi.

(4) Il a été établi par les tribunaux que le pharmacien ne pouvait exiger les noms et les adresses des personnes, que l'ordonnance ne l'avait pas voulu, et qu'il y aurait un grave inconvénient à en agir autrement.

Congrès, l'une d'elles, cependant assez intéressante, en raison des graves conséquences qu'elle entraîne et de la position fausse qu'elle fait au pharmacien, passa presque inaperçue, pour ne pas dire oubliée à dessein dans la discussion.

Nous voulons parler de la *patente* (1), de ce droit tout fiscal qui nous attache incontestablement au commerce et à l'industrie et nous fait *marchands quand même* et de par la loi, de ce même droit enfin, dont l'article 12 de la loi de 1844 exemptait les autres branches de l'art de guérir, les docteurs-médecins, les officiers de santé, les vétérinaires et les sages-femmes. Nous ne pouvons nous rendre compte d'une pareille omission de la part des délégués provinciaux, et c'est ce motif qui nous détermine à appeler l'attention de nos collègues sur un point d'exercice aussi brûlant d'actualité.

En mil huit cent quarante-quatre, à l'époque du vote de la loi, plusieurs sociétés de pharmaciens (2) adressèrent à ce sujet des observations justes et pressantes à Messieurs les membres de la chambre des députés. Un seul (ô miracle!) voulut bien en cette occasion embrasser la défense de nos intérêts; il démontra clairement que le pharmacien exerce,

---

(1) « La patente, dit M. E. de Girardin, est une prime d'assurance payée à l'Etat pour vous garantir contre les envahissements des industries rivales. » Ah! pourquoi ces paroles ne sont-elles pas une vérité pour la pharmacie?

(2) Voir au journal de *Chimie médicale et de Pharmacie*, 1844; la pétition de la Société de Pharmacie de Nîmes et du département du Gard à Messieurs les députés.

non pas un négoce, mais un art libéral ; il prêchait dans le désert, et l'on passa à l'ordre de jour (1).

DES REMÈDES SECRETS, DES SPÉCIALITÉS,

DES MÉDICAMENTS USUELS, DES REMÈDES AUTORISÉS OU BREVETÉS.

Aussi long-temps que la médecine fut un sacerdoce, que l'art de guérir poursuivant ses sublimes destinées n'eut d'autre but que le soulagement des misères humaines, la conservation de la santé publique, sans arrière-pensée de lucre et d'intérêt privé, les découvertes faites en pharmacie, leur application dans la thérapeutique, profitèrent à tous, et les inventeurs de moyens curatifs nouveaux ne demandèrent, en retour de leurs longs travaux et de leurs veilles, qu'un peu d'estime et de reconnaissance de la part de leurs concitoyens. Mais, dès qu'à la place de ces nobles et généreux sentiments, l'égoïsme et la cupidité se furent infiltrés dans les masses et eurent tari la source de cette bienfaisance native, en un mot, dès que la science médicale fut devenue une chrysopée ou un trafic, comme tout le

(1) La position de la pharmacie, moitié science et moitié commerce, n'est pas toujours tournée à son avantage, ainsi qu'on va le voir : lors de la discussion sur la loi des brevets d'invention, le rapporteur de la commission, pour enlever le privilége du brevet aux médicaments, fit valoir que la pharmacie était avant tout une science, et non un commerce. Le rapporteur de la loi des patentes, une couple d'années après, retournait ainsi, sans s'en douter, nous le croyons du moins, le discours du premier : La pharmacie, dit il, est avant tout un commerce. La science n'y est qu'accessoire.

reste, et la pièce de cinq francs son dernier mot, chaque praticien prétendit à l'exclusive possession d'un *spécifique* unique, en voulut faire une *panacée*, et bientôt une spéculation dont, à force de soins et d'artifices (1), il put assurer le débit et légitimer le succès ; de là, dans la pratique de notre temps, dans les modes thérapeutiques actuels, l'origine et l'emploi de trois sortes de remèdes qui, tour à tour, au gré du médecin probe ou empirique, acquièrent plus ou moins d'importance et de célébrité.

Ces trois espèces de remèdes sont : 1° LES REMÈDES SECRETS ; 2° LES SPÉCIALITÉS ; 3° LES MÉDICAMENTS USUELS proprement dits.

Les premiers, qu'une sage réserve, une circonspection pleine de prudence de la part du gouvernement a su entourer de mille précautions, dans la crainte d'accidents funestes, d'usages nuisibles à la santé, et surtout pour empêcher le charlatanisme d'imposer trop souvent un tribut onéreux à la crédulité publique ; les premiers, disons-nous, sont soumis à une législation spéciale, peu nombreux (2) et

---

(1) On lit dans le *Picturial Times*, journal de Londres : L'*Art de faire fortune*, brochure publiée récemment, qui parle du plus grand faiseur d'annonces de notre époque ; Holloway, inventeur copropriétaire des pilules et de l'onguent qui porte son nom ; Holloway dépense annuellement l'énorme somme de 20 mille livres sterling (500 mille francs) en annonces. Il fait des annonces dans tout le monde connu.

(2) Les seuls remèdes secrets légalement autorisés sont : 1° les grains de santé de Frank ; 2° la poudre d'Iroë ; 3° le rob de Laffecteur ; 4° la pommade de la veuve Farnier ; 5° les préparations de Kunkel ; 6° la poudre de Sency ; 7° les biscuits du docteur Ollivier.

rarement prescrits par les médecins, ignorant leur mystérieuse composition, le prospectus explicatif de rigueur qui les accompagne dispensant d'ailleurs de tout avis et de toute consultation.

Les seconds (les spécialités), « *spécialités !* a dit » M. Jacout, dans la séance du cercle pharmaceu- » tique de la Marne (6 septembre 1852), mot élas- » tique et vide de sens, qui ne peut dissimuler ni » son origine ni son but, » beaucoup plus répandus aujourd'hui et beaucoup plus redoutables pour la pharmacie, revêtent toutes les formes imaginables, tantôt gracieuses et coquettes (les bonbons de Malte, la pâte de Nafé), tantôt ingénieuses et bizarres (les capsules médicamenteuses, les globules homéopathiques, etc.), toujours faciles et commodes pour le malade ; mais ils n'offrent point de garanties légales qui en consacrent les effets et n'ont aucun caractère d'authenticité, si ce n'est quelques approbations bénévoles des académies ou les certificats et le patronage de médecins adroitement circonvenus ou certains d'avance de leur innocuité.

Spécifiques merveilleux et sans pareils, s'adressant à tous les genres d'affections, à toutes les fortunes, ils sont stomachiques, pectoraux, purgatifs et dépuratifs, etc., etc., suivant le caprice, les frais d'imagination et les vues de leurs compositeurs. Parfois même, pour mieux capter la confiance du public et lever les scrupules du pharmacien récalcitrant, empruntant en plagiaires au *Codex* (par une déviation de leur acception propre) les noms et les formules consacrés, ces remèdes spéciaux (si la loi nouvelle ne mettait un frein à leur développement) élimineraient petit à petit nos préparations officinales et magistrales, et transformeraient nos pharmacies de province en simples maisons de dépôts d'articles de Paris, en constituant au profit de certains industriels le monopole de la vente, grâce au prestige qui s'attache en France à tout ce qui vient de la capitale (1).

Les derniers enfin *(les médicaments galéniques et chimiques)*, dont le mode d'action a reçu la sanction de l'expérience et du temps, et dont les propriétés sont nettement établies, sont consignés dans les formulaires légaux et dans les pharmacopées adoptées par l'usage. Ceux-là seuls doivent donc nous occuper ici, parce qu'ils forment la base des prescriptions médicales journalières et qu'ils sont exigibles dans toutes les officines, les autres en étant

---

(1) Déjà nos laboratoires sont déserts : chaque ordre de médicaments ayant donné naissance à une maison spéciale de Paris, qui, préparant *les poudres pharmaceutiques*, qui, *les extraits*, qui, *les tablettes et pastilles*, etc., etc. Cette innovation n'a pas seulement l'inconvénient de faire perdre aux pharmaciens l'habitude si nécessaire de la manipulation, elle a encore celui de le déconsidérer en transformant leur noble et libérale profession en un métier purement mercantile et industriel, en une profession *hybride*, exploitée par de misérables boutiquiers et ne méritant aucun appui du Gouvernement. Mais qu'importe à beaucoup de nos confrères, amants des doux loisirs, sceptiques, paresseux ou ignorants; ils ne lisent jamais, ils ne travaillent pas et ils croient, parce que le hasard les a favorisés dans les questions d'un examen, qu'ils possèdent la science infuse et qu'ils sont habiles, erreur trop commune! *Il faut avoir beaucoup étudié pour savoir peu*, a dit Montesquieu : *ars longa, vita brevis.*

formellement exclus (1). Mais, avant tout et pour asseoir notre jugement, qu'est-ce qu'un médicament?

Généralement parlant, on entend par médicament : « Remède qu'on introduit dans l'intérieur du » corps, ou qu'on applique extérieurement. » *(Dictionnaire de l'Académie.)*

La médecine donne ce nom à « toute substance » propre à modifier l'état des principes vitaux de » l'organisme et qu'on emploie pour agir sur le cours » des maladies d'une manière avantageuse. » *(Dictionnaire de Nysten.)*

Sa définition légale adoptée par le Congrès de 1845 est ainsi conçue : « Sont considérées comme médi» caments, toutes substances, toutes préparations ou » compositions quelconques, qui seraient annoncées, » débitées ou vendues, comme jouissant de proprié» tés médicinales. »

Enfin, dans le langage pharmaceutique, on appelle médicament : « toute substance naturelle ou » modifiée par l'art, qui, soumise à une manipula» tion pharmaceutique quelconque, est rendue pro» pre à l'application médicale. »

Ces diverses définitions, par leurs restrictions suc-

---

(1) Sans doute, la loi n'a pu dire qu'il n'y aurait pas d'autres médicaments officinaux portant un nom *spécifique* que ceux dont la formule est insérée au *Codex*. On sent tout ce qu'un pareil état de choses aurait de contraire au bon sens et à l'intérêt des malades, mais au moins qu'elle laisse le droit à chaque pharmacien d'en préparer, sans encourir les poursuites de l'auteur, quand ce médicament n'a point été autorisé par l'Académie.

cessives, nous ont paru devoir faire mieux comprendre l'utilité d'un *tableau officiel* des substances médicamenteuses proprement dites, et combien dorénavant il devient facile de tracer une ligne de séparation entre les matières dont le débit serait exclusivement réservé au pharmacien et celles qui, ne réclamant aucuns soins de sa part, ne s'appliquant qu'à de légères indispositions, devraient naturellement tomber dans le domaine public (1).

Qu'on nous permette, afin de rendre notre idée plus sensible, de prendre quelques exemples dans les trois règnes de la nature, source intarissable où viennent incessamment puiser la thérapeutique et la pharmacie.

Le soufre, le sulfate de fer, etc. (couperose verte, vitriol vert du commerce), ne deviennent des médicaments que lorsqu'on les a séparés des autres minéraux qu'ils contiennent.

Les gommes, les résines, etc., dont l'usage est si général, ne sont rendues propres à la pharmacie qu'après avoir été mondées avec soin de toutes leurs impuretés.

La moelle de bœuf, les graisses, servant habituellement dans l'art culinaire, demandent à être privées des corps étrangers qui les altèrent, avant d'être appliquées à la médecine.

---

(1) Cap, Rapport, p. 78. Définition légale de l'expression générique de drogue médicinale simple. Meurant, Définition du médicament au point de vue de la vente, *Journal des Connaissances médicales pratiques*, mars 1851.

Il en est de même de toutes les espèces, de tous les produits que le pharmacien retire du commerce, et si, dans le nombre, beaucoup, tels que les semences, les bois, les écorces, etc., certains objets manufacturés, les chocolats, les alcoolats, les cosmétiques, etc., plusieurs sels, plusieurs acides, des huiles fixes ou volatiles, etc. (dont l'emploi considérable dans les arts, l'agriculture et l'industrie, empêche la concentration dans quelques mains), ne sont à vrai dire qu'accessoires dans la pharmacie (leur usage étant populaire); d'autres, au contraire, par leur nature et leurs propriétés constantes, appartiennent évidemment à l'art de guérir, et l'on ne pourrait même leur assigner une autre destination.

Les sangsues, par exemple, qui se placent au premier rang des agents thérapeutiques et dont, en raison de l'énorme consommation, le prix a presque doublé dans ces dernières années, ces précieux annélides, si difficiles à choisir, à bien connaître et à conserver, peuvent-ils être, sans danger et sans garantie, livrés à tout venant pour en opérer la vente au détail?

Les fraudes coupables, décelées naguère par la police de Paris, la recherche et la saisie de plus de cent mille sangsues, gorgées de sang de cheval et vendues au public, ont déterminé l'administration à prendre des mesures sévères et à poursuivre devant les tribunaux les auteurs de pratiques si pernicieuses.

De plus, les dangers signalés par l'Académie de médecine, de l'usage de sangsues qui auraient été déjà appliquées et qui, dans le cas d'une médication urgente et énergique, compromettraient sérieusement la vie des malades par la quantité très-minime de sang qu'elles tireraient ou par l'inoculation de quelques virus (1), sont à nos yeux des motifs suffisants de n'en confier le débit qu'au pharmacien toujours apte à en préciser l'espèce, la grosseur et la qualité.

Il en doit être ainsi des eaux minérales naturelles et factices dont, à part les limonades d'agrément et l'eau gazeuse simple, la confection est délicate, et qui exigent des soins minutieux de conservation, à cause des éléments variés qu'elles renferment et des corps nombreux que l'on peut y introduire.

En faisant, de grand cœur, une large part à chacun dans cette multitude de productions inintelligemment répandues aujourd'hui dans plusieurs mains, osons espérer que justice sera rendue aux vœux du Congrès et à notre demande, et que, dans l'intérêt général, les articles purement médicamenteux ne sortiront plus, à l'avenir, du domaine de la pharmacie.

Il nous reste à examiner succinctement une question d'une haute importance, question depuis longtemps controversée et d'autant plus difficile à résoudre qu'elle touche de plus près au droit primordial de l'homme libre d'appliquer son intelligence et sa pensée à la recherche et à l'invention de nouveaux moyens de médication, nous voulons parler de l'exploitation des remèdes *brevetés* ou *autorisés*.

---

(1) Une personne de notre connaissance est restée infirme à la suite d'une application de sangsues ayant servi à un scrofuleux.

Sans doute, tout d'abord, on viendra nous dire, et avec raison, que les vastes conceptions comme les grands génies brillent de leur propre éclat et s'accréditent d'elles-mêmes, et que jamais, pour ajouter à leur lustre, les inventeurs de la quinine, de l'iode, de la morphine, etc., etc., n'ont eu recours à cette publicité bruyante et dévergondée, à ce *chantage* immoral (qu'on nous pardonne le mot), qui désole et déconsidère notre profession : nous sommes d'accord sur ce point; aussi distinguons-nous les témoignages publics de gratitude et d'admiration voués à ces savants, des attestations équivoques et mensongères, trop souvent surprises à la bonne foi de nos notabilités médicales par des hommes peu soucieux de leur dignité.

Toutefois, en voulant faire disparaître l'abus, craignons, niveleurs imprudents, de paralyser les efforts de généreux travailleurs, et d'étouffer sous la conspiration du silence l'amour sans bornes du progrès. En effet, « empêcher le pharmacien de donner » essor à son génie, lui dénier la liberté d'inventer » un moyen thérapeutique nouveau, serait, dit » M. Magonty, un anachronisme, au moment où » tout marche et s'agite autour de lui ; le condamner » à un repos honteux serait méconnaître les besoins » de notre époque et manquer aux devoirs envers » la société. » *(Actes du Congrès médical.)*

Encourageons, au contraire, en les honorant, les promoteurs de découvertes nouvelles, esprits actifs et persévérants qui puisent dans leurs connaissances acquises la noble et courageuse mission de faire converger vers un but utile les travaux de l'art et de la science, et qui développent et vulgarisent, à l'aide d'essais continus et raisonnés, d'ingénieuses et fécondes idées; mais, du moins, qu'ils se gardent à leur tour de toute préoccupation cupide, de toute influence égoïste; car il ne faut appuyer que des vues grandes et nationales, et n'aider aux conquêtes médicales et pharmaceutiques qu'au profit du bien-être des masses et du bonheur de l'humanité.

Résumant donc notre pensée et plein de respect pour le principe émis par la constituante dans son décret du 31 décembre 1790 (1), notre avis est que la loi consacre en cette matière la disposition unanimement acceptée, en 1834, par l'Académie de médecine, à savoir : « Le monopole temporaire pour » les créations scientifiques, ou le privilége concédé » pour un temps déterminé à l'inventeur d'un nou- » veau médicament, à l'auteur d'un nouveau procédé » ou d'un perfectionnement qui, d'après examen » préalable, seraient jugé utile et profitable à la so- » ciété et devrait être publié par les soins du Gou- » vernement. »

(1) Lorsque l'assemblée constituante voulut que les inventions ne fussent plus la base de priviléges du *bon plaisir*, comme le portait la déclaration du 24 décembre 1762, elle décréta, le 31 décembre 1790, pour consacrer les droits des inventeurs : « Toute idée nouvelle dont » la manifestation ou le développement peut devenir utile à la société » appartient primitivement à celui qui l'a conçue. »

DU MÉDECIN ET DU PHARMACIEN (1).

C'est sans doute un spectacle affligeant dans notre siècle que de voir la considération publique le plus souvent accordée aux avantages fortuits du nom, de la fortune et de l'intrigue, plus rarement au vrai mérite, au dévouement et à la vertu qui devraient être aujourd'hui les seules supériorités admissibles.

Egaux devant la loi, égaux par l'éducation et le savoir, ne serait-il pas juste qu'enfin tous les gens estimables et civilisés marchassent de pair dans la hiérarchie sociale ? Malheureusement il n'en est point encore ainsi. Les préjugés, nous le confessons sans hésiter, sont encore contre la pharmacie en faveur de la médecine ; mais aussi comme beaucoup d'autres, nous n'en doutons pas, ils disparaîtront.

Nous voulons cependant rappeler ce qui tend à maintenir la prépondérance médicale ; non pas que nous veuillions admettre, dans l'état actuel, la supériorité du talent et de la science en faveur du médecin, et d'autant amoindrir l'importance et la capacité du pharmacien : non, telle n'est pas notre pensée, et, certes, en toute indépendance d'opinion, hâtons-nous de le proclamer bien haut : de ce côté, la pharmacie française n'a rien à envier à la médecine ; les noms illustres ne lui manquent pas dans

(1) Nous avons pensé que ce parallèle du médecin et du pharmacien ferait tomber bien des préventions qui tendent, malheureusement pour leurs intérêts, à désunir ces deux honorables professions.

les fastes de la science, et ses savants (1) peuvent rivaliser avec ce que la médecine a de plus éminent et de plus célèbre, car déjà depuis longtemps on ne dit plus seulement du médecin : *honorati et nobiles.....*

Nous voulons démontrer à nos lecteurs l'influence légitime, le crédit incontestable que le médecin acquiert dans les familles, la prépondérance que lui donnent sur nous son titre et ses fonctions, ses relations plus immédiates et plus fréquentes avec le public et l'autorité ; prépondérance qui, mal appréciée ou faussement interprétée, dans plusieurs localités, engendre et perpétue, hélas ! trop souvent un antagonisme funeste, une froideur jalouse entre les membres des deux professions (2).

Il nous suffira, nous l'espérons, d'esquisser à grands traits la tâche incombant à chacune d'elles pour dissiper aussitôt de l'esprit de nos confrères, tout soupçon de flatterie qui pourrait nous être reproché, et pour ne leur laisser aucun doute sur le point de vue tout-à-fait impartial où nous nous sommes placé dans la question.

Appelé dans l'accomplissement de son ministère, tour à tour, près des grands et des petits, dans la demeure du riche dont il sait les souffrances et les

---

(1) Voir les *Fastes de la Pharmacie française*, par MM. Chevalier et Mège, in-8°, 1840, et le *Mémoire* de M. Dorvault, pages 22 et suivantes.

(2) Voir la *Déontologie médicale*, par le docteur Max. Simon, 1 vol. in-8°, année 1845, pages 2, 4, 28, 29, etc., 209, etc., et Munaret, pages 12 et suivantes, 39 et 45.

infirmités, et sous le toit de l'ouvrier et de l'artisan qu'il guérit, assiste et console ; témoin des joies et des douleurs de son semblable, compagnon fidèle de ses fatigues et de ses dangers, le médecin devient naturellement l'ami, le conseiller, le protecteur du pauvre malade dont il sauva les jours, des familles en larmes auxquelles sa présence bénie rendit une existence chère et précieuse. Incessamment en contact avec toutes les classes de la société, il peut, tout en soulageant les maux physiques, appliquer aussi de grands remèdes moraux, et c'est alors surtout qu'il exerce un véritable sacerdoce. Il mérite donc, à bon droit, pour son zèle et son dévouement inépuisables, l'estime et la reconnaissance de ses concitoyens (1), pour ses travaux et les services rendus à son pays, les distinctions et les récompenses que l'Etat décerne aux hommes honorables qui savent ennoblir la plus sainte des missions (2).

---

(1) Véritable titre de noblesse scientifique, disait M. Beugnot en 1848, rapporteur du projet de loi devant la chambre des pairs, le grade de docteur, brille en France de plus d'éclat et de considération que dans aucun pays de l'Europe. Surtout s'il est fidèle à ces belles paroles du serment du médecin : « Je promets et je jure, au nom de » l'Etre suprême, d'être fidèle aux lois de l'honneur et de la probité, » dans l'exercice de mon art ; que les hommes m'accordent leur es- » time, si je suis fidèle à ma promesse ; que je sois couvert d'oppro- » bre et méprisé de mes confrères si j'y manque. »

(2) Dans son Rapport à M. le président de la république (*Moniteur* du 1er janvier 1850), M. le ministre de l'agriculture et du commerce lui parle ainsi des médecins et des pharmaciens qui ont donné des secours aux cholériques : « Partout, monsieur le président, le corps » médical a opposé à ce mal si mystérieux et si puissant qu'il avait à

Plus simple et plus modeste dans le rôle utile qui lui est départi, le pharmacien a rarement accès au sein des familles qui lui accordent leur confiance; ses rapports avec l'autorité administrative sont aussi moins directs et moins habituels (1).

Homme d'étude et d'application, c'est à sa prudence, à son habileté que sont réservées les fonctions si délicates et si périlleuses de la confection et de la conservation des nombreux agents employés en médecine; c'est à lui qu'en sont commis le maniement et la garde; c'est sur lui *seul*, en un mot, que repose de tout son poids l'effrayante responsabilité de la vie humaine.

Du milieu de ses occupations tranquilles et sédentaires, il se plaît à guider de sa vieille expérience et de ses conseils les pas incertains du jeune *débutant* dans l'exercice médical; il en éclaircit les doutes et parfois le sauve des embarras que lui cause la nullité de l'enseignement pharmaceutique de nos facultés. Il favorise par des moyens appropriés à leur nature, et par des indications nettes et précises, l'action dynamique des médicaments que le médecin veut expérimenter d'après l'idiosyncrasie du malade.

Homme d'initiative et de progrès, le pharmacien

» combattre, une infatigable activité, un inépuisable dévouement. » Son énergique exemple a contribué à relever le moral des popula» tions dont la terreur s'était emparée, etc. » Suit la liste des récompenses dans laquelle la pharmacie occupe une place honorable.

(1) Notes générales, § VII, *Mission sociale et scientifique du pharmacien.*

se livre avec une ardeur toujours croissante, une persévérance infatigable aux recherches les plus ardues, aux analyses les plus laborieuses. Il creuse sans relâche la mine ouverte à son esprit investigateur et n'a d'autre ambition que celle d'enrichir la science de découvertes utiles et d'acquitter ainsi sa dette envers la société. « Heureux et satisfait de la » condition qu'il a choisie (1), où les jouissances du » cœur se mêlent aux curiosités du savoir, » content d'une honnête aisance qui suffit aux besoins d'une vie calme, exempte des soucis, des mécomptes et des déceptions cruelles qui sont le cortége des grandeurs, des dignités et de la fortune, son unique désir est de léguer à sa famille un nom sans tache, l'exemple des vertus domestiques, et le souvenir d'un noble dévouement.

Mais, parce qu'il doit à ses entrées dans le monde, à ses rapprochements journaliers avec le pouvoir, à l'influence de son haut créditt, cette prééminence qui l'élève aux premiers rangs de l'échelle sociale, est-ce à dire que le médecin ait le droit de ravaler notre profession, de traiter le pharmacien comme son subalterne, ou d'affecter à son égard ces airs de maître, cette morgue hautaine, enfin, cette sorte de *patriciat* qui ne sied à personne et qui est la marque d'un petit esprit? Non, sans doute.

Pour réclamer l'égalité nous faudra-t-il rappeler qu'autrefois les chirurgiens étaient considérés par les médecins comme leurs inférieurs? Où en som-

---

(1) Cap, *Traité élémentaire de pharmaceutique*, ch. VI.

mes-nous aujourd'hui sous ce rapport : les chirurgiens, à tort, ne semblent-ils pas vouloir être prééminents sur les médecins? Nous faudra-t-il faire observer que, si le médecin a des connaissances plus étendues que le pharmacien en physiologie, en anatomie, en un mot dans les sciences médicales proprement dites, celui-ci en possède de plus approfondies que celui-là dans les sciences physiques et naturelles (1) ; que si les premières donnent au médecin l'oreille du malade, les secondes donnent au pharmacien l'oreille de l'industriel, du cultivateur, etc. ? En effet, le pharmacien trouve la trace du passage des siens dans presque tous les progrès humains (2). Nous faudra-t-il enfin faire remarquer qu'un récent décret range la médecine et la pharmacie sous le même niveau en exigeant pour toutes deux le même titre classique : le baccalauréat ès sciences.

Ces considérations bien pesées, ces compensations admises, cessons donc de nous croire supérieurs les uns aux autres. L'indulgence réciproque, la franche cordialité, la bonne harmonie, doivent prendre la place de ces rivalités d'intérêts, de cette indifférence qui séparent aujourd'hui les deux professions, et désormais les membres de la grande famille médicale, unis dans une même pensée de con-

---

(1) Un récent décret vient de transformer la chaire de chimie à l'école de médecine en un cours de pharmacie professé par M. Soubeiran.

(2) Dorvault, *Origine de la pharmacie au point de vue de la propagation des sciences d'application.*

corde et de fraternité, concourront au même but, qui est la gloire de l'art et le soulagement de l'humanité (1).

ENSEIGNEMENT DE LA PHARMACIE.

En 1848, à la veille des grands événements qui devaient changer les institutions politiques de notre pays, nos lecteurs se rappellent qu'une loi sur l'enseignement de la médecine et de la pharmacie, adoptée par la chambre des pairs, allait enfin être discutée à la chambre des députés (2).

Nous croyons leur être agréable en leur faisant part des réflexions que nous suggérèrent les dispositifs de certains articles de cette loi qui devait nous régir ; elles datent déjà de quelques années (janvier 1848). Mais, quoiqu'il en soit, un jour peut-être, lors de la présentation d'une nouvelle législation sur les professions médicales, elles pourront être utiles et trouver place dans la discussion. Nous les donnons donc *in extenso*, et sans en modifier ni le sens, ni la portée :

---

(1) « Il faut, dit M. Réveillé Parise, en pharmacie comme en mé» decine, n'avoir qu'un but, et être tel que l'a dépeint Hippocrate, » *vir bonus medendi peritus*..... guérir ou soulager, faire son devoir, » remplir sa tâche, puis mourir en paix et la conscience pure. » (*OEuvres* de Gui Patin.)

(2) Voir au *Moniteur :* le premier projet de loi présenté le 15 février 1847, le rapport de M. Beugnot, rapporteur de la commission nommée par la chambre des pairs, et enfin le projet présenté par M. de Salvandy dans la séance du 3 janvier 1848, brochure publiée par la rédaction du journal l'*Union médicale*, février 1847 et 3 janvier 1848.

Deux longues années d'attente se sont écoulées depuis le jour où, dans la séance d'adieux, devant tous les membres du Congrès médical assemblés, M. le ministre de l'instruction publique (1) faisait entendre ces belles et chaleureuses paroles : « Messieurs, vous » allez retourner dans les départements que vous » avez quittés, en si grand nombre, pour venir ici » discuter les intérêts communs. Dites à ceux qui » vous ont délégués que le gouvernement du roi » veille sur tous les intérêts, qu'il s'occupe de tous » les besoins de la société, qu'il cherche à les com- » prendre et fait, quand il le peut, tous ses efforts » pour les satisfaire. Vous n'avez pas exprimé un » vœu qui n'ait été entendu, qui ne soit accueilli, et » qui ne doive être bientôt exaucé, s'il ne se trouve » en présence d'intérêts de même nature, mais plus » grands encore que les vôtres. » Joyeux et pleins d'espoir, nos mandataires, de retour dans leurs foyers, se hâtèrent de nous communiquer l'impression vive et profonde qu'ils avaient ressentie dans ces solennelles réunions, consacrées à la discussion des intérêts moraux et matériels du corps médical; et, fidèles à leur mission, tous se mirent à l'œuvre avec un sympathique empressement, afin de préparer de longue main une heureuse issue aux vœux formulés par la section pharmaceutique du Congrès.

Compte-rendu des travaux des commissions, séances préparatoires, organisation des sociétés départementales, sollicitations, pétitions nombreuses et

---

(1) *Actes du Congrès médical*, page 241.

réitérées, démarches personnelles ou collectives près de nos représentants, tout fut mis en usage, selon le désir de la commission permanente, pour concilier toutes les opinions, satisfaire à toutes les demandes, et grouper en une seule phalange tous les hommes de foi et d'avenir (1).

Toutefois, il faut l'avouer, plusieurs améliorations importantes ont été apportées spontanément par la chambre des pairs au nouveau projet de loi. Ainsi, notons tout d'abord : 1o la faculté accordée aux pharmaciens reçus par les jurys médicaux de se présenter à l'obtention du diplôme supérieur, sans autre justification que leur titre antérieurement acquis ;

2o Le cumul et le compérage médical plus sévèrement réprimés ;

3o La prohibition de l'annonce et de l'affiche pour les consultations, traitements et remèdes spéciaux ; mais la réserve de ce droit à la seule librairie médicale et pharmaceutique, aux ouvrages, revues, journaux et prospectus qui la constituent ;

4o Enfin, la graduation des pénalités et les motifs d'incapacité professionnelle mieux ordonnés et plus conformes au droit commun ; mais aussi, d'un autre côté, à l'égard de la pharmacie, déni des grands principes d'unité et d'égalité proclamés au sein du Congrès.

1o Nomination directe des professeurs des éco-

(1) Voir la circulaire de la commission permanente du Congrès médical, décembre 1845.

les et des membres des conseils médicaux attribuée au ministre de l'instruction publique; absence du concours et de l'élection;

2° Infériorité marquée de rang dans la hiérarchie médicale (1), infériorité de titres scientifiques pour l'obtention des diplômes, infériorité de nombre dans la composition des conseils médicaux et dans les comités d'hygiène et de salubrité; en un mot, omnipotence de la médecine *en tout* et partout;

3° Renvoi de la révision du *Codex légal* aux calendes grecques avec le projet de loi sur l'exercice de la pharmacie;

4° Et, de plus : maintien du paragraphe 2 de l'article 24, commençant par ces mots : Tout praticien, etc., article très-ambigu (2) et toujours acculé à la délimitation de ses six kilomètres, *nec plus ultrà* de la générosité ministérielle. En vérité, pour qui connaît le service médical dans les campagnes (et bien souvent, durant leur villégiature, nos représentants ont dû l'observer), cet article, additionné de deux clauses nouvelles (l'armoire aux médicaments dont le praticien *seul* aura la clef, puis

(1) Voir les articles 12 et 15 du projet de loi, *Union médicale*, 1847.

(2) Il faut bien entendre que la distance de six kilomètres, exigée par l'art. 24, ne s'applique plus seulement au domicile du médecin, mais aussi à celui des malades; sans cela la prescription d'une distance serait illusoire, car il suffirait que des médecins fussent établis à sept kilomètres d'une pharmacie pour qu'ils pussent lui faire concurrence dans tout le rayon de leur clientèle, ce qui ne manquerait pas d'arriver dans beaucoup de contrées.

l'étiquette d'une pharmacie régulièrement établie), n'est nullement logique et ne peut supporter la moindre discussion ; en effet, qui viendra constater les infractions à ces dispositions tyranniques, à ces précautions auxquelles il est pour ainsi dire impossible de se conformer ? Qui empêchera l'épicier-droguiste, courtier-marron de la pharmacie (1), chevauchant dans nos communes rurales pour y trouver le placement de ses drogues frelatées, de venir, à jour nommé, insinuer des produits similaires, mais inférieurs, dans les bocaux du médecin débonnaire et confiant, bocaux recouverts cependant des étiquettes authentiques d'un pharmacien probe, mais devenu, par le fait d'une fourniture antérieure, seul responsable aux yeux de la loi. Certes, puisqu'un tempérament semble nécessaire dans l'intérêt du pharmacien et des habitants éloignés des officines, malgré le bon état des voies de communication et la facilité des déplacements, nous préférons qu'un dispensaire, contenant les médicaments dits d'urgence, soit *franchement* accordé à l'officier de santé (2), sans autres restrictions que

---

(5) Il y a certains établissements publics dont la fourniture de médicaments est faite par des droguistes de Paris, nous ne savons à quel titre.

(1) Dans son rapport de 1850, le jury médical du département des Côtes-du-Nord sollicite la création des dispensaires dans les communes rurales privées de pharmaciens ; mais il demande que ces dispensaires ne renferment que des médicaments dits d'urgence, et qu'ils soient exclusivement réservés aux malades indigents. Voir à ce sujet es *Réclamations des pharmaciens des petites villes*, par Besse.

celles portées au paragraphe 3 du même article (1); car c'est moins le médecin qui manque au malade, que le remède bien préparé qui doit le soulager et le guérir;

5° Enfin, pour complaire à la noble chambre et ménager quelques hautes influences, nouvelle rédaction de l'article 33, relatif à la médecine dite de charité : afin de rendre cet article plus explicite et de sauvegarder les intérêts de la pharmacie, gravement compromis par cette rédaction, nous proposerions l'amendement suivant : « Art. 33. Ne sont » pas considérés comme constituant le délit d'exer» cice de la médecine et de la pharmacie, les con» seils et soins donnés gratuitement aux malades et » dans un but charitable, s'ils ne sont accompa» gnés de prescriptions de traitements, d'opéra» tions et de dons de médicaments spéciaux (2) qui

---

(1) M. Munaret donne 1° (page 232) la nomenclature des instruments de laboratoire utiles aux médecins de campagnes, et, pages 259 et suivantes, le nombre de médicaments composant sa pharmacie, au nombre de 22 *élus* médicamenteux. Il donne aussi des conseils pour l'achat des médicaments : « Achetez peu et souvent, dit-il, » mais adressez-vous toujours à une maison connue par sa vieille » probité, et que la concurrence avide ne vous séduise point avec » l'amorce du rabais factice et le verbe doré des commis-voyageurs : » vous payerez plus cher, je vous en préviens : mais vos substances » seront plus rarement sophistiquées, plus fraîches, et d'une qualité » constamment supérieure. »

(2) Nous entendons par médicaments spéciaux : 1° les remèdes secrets et les spécialités dont on peut bien souvent faire un mauvais usages; puis, et plus particulièrement, les remèdes de familles, ces remèdes *sans nom*, devant guérir tous les maux, etc. (voir à ce propos l'article du *Journal des Connaissances médicales pratiques* intitulé : « Exercice illégal de la pharmacie et absurde crédulité des » gens du monde, » juin 1845.

» exigent des connaissances médicales et pharma- » ceutiques. » Si, tout d'abord, comprenant aisément qu'on ne peut faire de médecine sans remèdes, et pressentant les dangers d'une pareille formule, qui, sous le manteau de la charité, laisse la porte ouverte au charlatanisme tortueux et hypocrite, messieurs nos représentants ne lui refusaient pas la sanction légale, lors de la discussion de la présente loi (1).

Eh bien, encore une fois, quelque excellentes et droites que soient leurs intentions, quelque favorables que paraissent les dispositions de la commission à notre égard, n'imitons pas ces hommes plongés dans une désolante apathie, et qui se fient aveuglément aux soins des législateurs, sans chercher à éclairer leur marche, et n'allons pas croire que, tandis que nous dormirons à l'ombre, le pouvoir daignera combler nos vœux.

Ce serait une fatale erreur, une illusion des plus funestes. La volonté du pouvoir est comme le royaume de Dieu, elle souffre violence; elle s'achète par la lutte et le sacrifice, et la victoire n'est due qu'à ceux qui ont combattu vaillamment jusqu'à la fin.

EXERCICE DE LA PHARMACIE.

On ne saurait vraiment trop s'étonner des difficultés que rencontrent en France, dans leur appli-

---

(1) En décembre 1845, MM. les parmaciens de Paris demandèrent que la préparation et le débit des médicaments nécessaires aux indigents inscrits aux bureaux de bienfaisance fussent confiés à prix coûtant aux pharmaciens de la ville. (*Journal des Connaissances médicales pratiques*, décembre 1845.)

cation, les idées les plus utiles, les vérités les plus pratiques; et, pour notre compte, nous cherchons en vain la cause des lenteurs qu'on apporte à la présentation d'une loi sur l'exercice de la pharmacie.

Le moment semble pourtant venu d'aborder cette question, et de s'occuper d'une réforme qui doit remédier à des vices généralement reconnus dans la constitution pharmaceutique actuelle.

Déjà, depuis long-temps, nous possédons d'excellents travaux sur cette matière, des plans sages et complets qu'on pourrait, sans grands efforts d'imagination, transformer en lois : ainsi, 1° le travail intéressant fait par M. Cap en 1834; 2° les résolutions du Congrès, et tout récemment le projet élaboré en 1846 au conseil d'État, et dont les articles ont été amendés par M. Dorvault; 3° enfin, mille autres documents émanés des sociétés pharmaceutiques françaises.

Pourquoi donc cette temporisation qui n'a pas d'excuse et qui laisse en souffrance tant et de si légitimes intérêts? Pourquoi cette tendance parcimonieuse du gouvernement à réglementer la pharmacie par lambeaux, au lieu d'en constituer l'existence par une législation uniforme et durable?

L'avenir nous montrera sans doute quels avantages doivent être le prix de cette longue attente... (1).

---

(1) Attendre est sage, disait M. de Broglie à la chambre des pairs, à la condition d'attendre quelque chose; mais attendre pour attendre, par pure insouciance ou par pure irrésolution, faute d'avoir assez de bon sens pour se décider ou assez de courage pour se mettre à l'œuvre, attendre ainsi, c'est le pire de tous les partis et le plus certain de tous les dangers.....

En traitant, dans la première partie de cette œuvre toute philosophique, des devoirs attachés à la profession de pharmacien, nous croyons avoir établi d'une manière irréfragable que la moralité seule pouvait en rendre l'accomplissement facile, et donner à la société des gages sérieux de savoir et de sécurité qu'elle a le droit d'exiger de tout officier public. Or, pour atteindre ce but, trois moyens se présentent, ce sont :

1o L'ÉDUCATION PROFESSIONNELLE plus étendue et plus parfaite, qui, en outre des talents et des connaissances dont elle orne l'esprit, polit les mœurs, élève les sentiments, imprime à toutes les actions de la vie, même les plus communes, un cachet d'honorabilité, de délicatesse et de distinction, et dispose la volonté quelquefois rebelle au joug salutaire de la discipline.

2o LA RÉGLEMENTATION DES HONORAIRES ET LA TARIFICATION DES MÉDICAMENTS, réforme urgente pour la pharmacie, qu'elle retire incontinent de l'état de langueur où l'ont fait tomber les écarts d'une concurrence aveugle et ruineuse, et l'avilissement des prix, qui en est la fâcheuse conséquence ; — réforme favorable à ses véritables intérêts comme aux intérêts du public, par la position qu'elle fait au pharmacien dans une sphère plus élevée, exempte des calculs mesquins et routiniers du mercantilisme.

3o L'ASSOCIATION, puissance civilisatrice des temps modernes, anneau magique qui va renouer la chaîne brisée entre les membres épars d'un même corps, que l'isolement ou l'indifférence avaient tenus séparés ; — vaste foyer d'émulation intellectuelle et morale où germent et s'inspirent les nobles pensées, les sublimes dévouements, les résolutions mâles et courageuses, et d'où jaillissent ces vives lumières qui guident dans la voie du progrès les sciences, les arts et l'industrie ; — port de refuge, ouvert par la bienfaisance et la mutualité à des services éminents, à des malheurs imprévus, à des infortunes profondes et cachées (1).

Voilà les grands principes d'égalité, de justice et de solidarité qui doivent, selon nous, servir de bases à la loi organique de la pharmacie. Mais, au nom de tous nos collègues, nous repoussons avec énergie le régime préventif et les mesures de suspicion auxquels on voudrait nous soumettre, et qui, régnant par la peur, paralysent la volonté et dégradent l'âme ; nous repoussons une législation despotique, faisant de l'homme un vil esclave courbé sous le fouet qui le menace, et non un citoyen fidèle et dévoué, ayant avec le sentiment de ses *devoirs* la conscience de ses *droits*.

ASSOCIATION. — CAISSE DE PRÉVOYANCE.

Nous ne pouvons mieux terminer ce travail qu'en disant quelques mots de cette belle pensée d'union,

---

(1) Lire sur ce sujet une brochure de M. Magne-Lahens, pharmacien, intitulée : *De l'association, moyen sûr et facile de restaurer la pharmacie en France au point de vue scientifique et professionnel.*

de confraternité et de prévoyance qui vint si dignement clore les séances et couronner les travaux du Congrès médical de 1845.

Un mot donc, dans ce dernier chapitre, de cette grande association nationale de tous les membres du corps médical de France, rangés sous la même bannière, ne formant qu'un seul et même faisceau (1).

Ce principe d'unité, tel qu'on le proclama au sein de la commission permanente, plus heureux en spéculation qu'en pratique, ne nous semble pas destiné de longtemps à se réaliser, et nous concevons aujourd'hui plus que jamais les méfiances et les craintes qu'il inspirerait, les résistances et les obstacles que lui opposerait le pouvoir, ennemi de toute idée de propagande et de fédéralisme, jaloux avant tout de son initiative (2).

N'est-il pas évident, en effet, sans pour cela pressentir les tendances politiques qui pourraient se faire jour dans ces nombreuses assemblées, uniquement composées d'hommes indépendants par état et par caractère, d'hommes très-influents d'ailleurs dans le pays ; n'est-il pas évident qu'une corporation de plus de 25,000 individus, animés du même esprit,

---

(1) Voir les Résolutions du Congrès médical, Rapport de la commission, n° 12, section de pharmacie; voir le projet d'association et les statuts de l'association médicale de France, *Union médicale*, 8 et 22 avril, 2 et 18 mai 1848.

(2) Voir le feuilleton du journal *la Patrie*, intitulé : *Revue des sociétés savantes de la France et de l'étranger*, par Achille Comte, 1850.

recevant la même impulsion, se rattachant à un centre d'action et disposant d'immenses ressources, deviendrait bientôt un embarras pour le gouvernement, dont elle pourrait entraver la marche, et que, tôt ou tard, elle amènerait à traiter avec elle de puissance à puissance?

Cette position n'est pas acceptable, elle ne peut même exister sans dangers.

Ne nous étonnons donc plus des scrupules du ministère de 1848 (1), qui, sous le prétexte que ces associations seraient une superfétation à côté des conseils médicaux, et que la lutte de leurs intérêts, quelquefois opposés, nuirait à l'homogénéité du corps médical, cacha le véritable sujet de ses craintes, à savoir : que ces puissantes réunions, s'écartant peu à peu de la réserve commandée, dégénéreraient inévitablement en clubs discutants, en conciliabules hostiles aux institutions du pays.

Il n'en peut être ainsi des cercles pharmaceutiques locaux ou départementaux; car tout en ayant le même but, c'est-à-dire la culture de la science, la défense des intérêts généraux de la profession et la prévoyance, ils n'en présenteraient pas les inconvénients.

Ces institutions, beaucoup plus capables à nos yeux que tout l'arsenal des lois de police de régénérer la pharmacie, et d'améliorer, en la moralisant, sa position si malheureuse et si critique, d'accom-

---

(1) En 1848, M. le ministre de l'intérieur refusa l'autorisation d'organiser des sociétés de pharmacie dans certains départements.

plir enfin toutes les réformes qu'elle réclame avec tant d'instance ; ces institutions, disons-nous, affranchies de toute dépendance fédérative, mais fortes de l'appui légal qui leur serait accordé, fonctionneraient admirablement, sous l'égide de l'autorité, sans jamais porter ombrage à ses prérogatives (1).

Elles seconderaient l'action administrative et disciplinaire de ses conseils médicaux, en portant à leur connaissance les abus, les illégalités, les faits inouïs qui se commettent journellement dans l'exercice de la pharmacie. C'est dans le sein de ces réunions toutes pacifiques, qu'oubliant leurs querelles de la veille, leurs longues dissensions, suggérées le plus souvent par de futiles motifs, des collègues rivaux jusqu'alors viendraient déposer leurs sentiments de haine et de jalousie ; c'est là que s'établirait cette mutuelle bienveillance, cette communauté de principes qui fait taire les mauvaises passions et sait ouvrir les cœurs à la plus douce confiance.

C'est encore à ces sociétés qu'incomberait la double mission : 1° de fonder, au moyen de dons volontaires et de cotisations annuelles très-modiques, les caisses de prévoyance et de secours mutuels, et d'imprimer à cette œuvre une sage et prudente direction (2) ; 2° de répartir avec discernement le produit

(1) Il existe aujourd'hui plusieurs associations pharmaceutiques départementales, qui, loin d'être un embarras pour l'administration, lui viennent souvent en aide. (*Répert. de pharmacie*, octobre 1847.)

(2) Une proposition émanant du cercle pharmaceutique du Haut-Rhin, d'une association générale de prévoyance pour tous les phar-

du fonds social bientôt suffisant pour soulager, sans humiliation pour personne, toutes les douleurs, récompenser tous les services, étendre et propager les nouvelles découvertes, encourager le génie pauvre et déshérité (1).

Indépendamment de ces avantages, la création des sociétés pharmaceutiques départementales en présenterait encore un autre ; ce serait de former, avant peu d'années, une pépinière d'hommes instruits et expérimentés, où le gouvernement recruterait les membres des conseils médicaux et des commissions d'hygiène et de salubrité, et où il trouverait, dans les cas d'épidémies ou de calamités publiques, pour toutes les questions de médecine légale ou pour les expertises chimico-légales, des praticiens pleins de zèle et d'intelligence pour venir en aide à l'édilité municipale, et remplir les missions scientifiques et sanitaires qui leur seraient con-

---

maciens de France, vient d'être envoyée aux diverses sociétés de pharmacie française.

(1) En Angleterre, il existe depuis longtemps des maisons de retraite pour les vieux médecins. M. le docteur Dumont de Grenelle avait aussi proposé d'en établir en France ; pourquoi les pharmaciens n'accueilleraient-ils pas cette heureuse pensée. Dans nos laboratoires, dans nos officines, nous avons des employés, des commis, vieux serviteurs blanchis sous le harnais ; ce serait pour eux une consolante perspective de trouver à la fin d'une carrière laborieuse et bien remplie, un asile sûr, un refuge contre le besoin et la misère qui trop souvent les menace, en un mot, un *hôtel des invalides* de la pharmacie. L'institution de la *Pharmacie centrale* fera beaucoup, nous en sommes persuadés, pour arriver à ce résultat : son directeur ne l'a-t-il pas fait entrevoir chaque fois que l'occasion s'en est présentée ?

fiées (1). Nous adjurons donc le pouvoir de se rendre favorable à nos pressantes sollicitations, et de prêter son concours à l'inauguration de cette œuvre, dont les bienfaits sont incalculables pour l'avenir de notre profession.

Sans elle, en effet, isolement, trouble et ruine.

Avec elle, au contraire, union, force et prospérité.

---

(1) Dorvault, *Mémoire* déjà cité, pages 27 et suivantes. Organisation extra pharmaceutique des chambres de pharmacie en comités scientifiques, initiatifs et consultatifs.

NOTES GÉNÉRALES.

PREMIÈRE PARTIE.

Note 1.

Serment des apothicaires chrétiens et craignant Dieu.

Je jure et promets devant Dieu, auteur et créateur de toutes choses, unique en essence et distingué en trois personnes éternellement bien heureuses, que j'observerai de point en point tous les articles suivants :

Et premièrement je jure et promets de vivre et mourir en la foi chrétienne.

Item. D'aimer et honorer mes parents le mieux qu'il me sera possible.

Item. D'honorer, respecter et faire service autant qu'en moi sera, non-seulement aux docteurs-médecins qui m'auront instruit en la connaissance des préceptes de la pharmacie, mais aussi à mes précepteurs et maistres pharmaciens sous lesquels j'aurai appris mon mestier.

Item. De ne médire d'aucun de mes anciens docteurs, maistres pharmaciens ou autres quels qu'ils soient.

Item. De supporter tout ce qui me sera possible pour l'honneur, la gloire, l'ornement et la majesté de la médecine.

Item. De n'enseigner point aux idiots et ingrats les secrets d'icelle.

Item. De ne faire rien téméraireme nt sans avis des médecins ou sous l'espérance de lucre tant seulement.

Item. De ne donner aucun médicament, purgation aux malades affligés de quelques maladies aiguës, que premièrement je n'aye pris conseil de quelque docte médecin.

Item. De ne toucher aucunement aux parties honteuses et défendues des femmes ; que ce ne soit par grande nécessité, c'est-à-dire lorsqu'il sera question d'appliquer dessus quelque remède.

Item. De ne découvrir à personne les secrets qu'on m'aura commis.

Item. De ne donner jamais à boire aucune sorte de poison à personne et de ne conseiller jamais à aucun d'en donner, non pas même à mes plus grands ennemis.

Item. De ne jamais donner à boire aucune potion abortive.

Item. De n'essayer jamais de faire sortir le fruit hors du ventre de sa mère en quelque façon que ce soit, que ce ne soit par l'avis du médecin.

Item. D'exécuter de point en point les ordonnances des medecins sans y ajouter ni dimiuuer en tant qu'elles seront faites selon l'art.

Item. De ne me servir jamais d'aucun succédané ou substitut sans le conseil de quelque autre plus sage que moi.

Item. De désavouer et fuir comme la peste la façon de pratiques scandaleuses et totalement pernicieuses de laquelle se servent aujourd'hui les charlatans, empiriques et souffleurs d'alchimie, à la grande honte des magistrats qui les tolèrent.

Item. De donner aide et secours indifféremment à tous ceux qui m'emploieront, et finalement de ne tenir aucune mauvaise et vieille drogue dans ma boutique.

Le Seigneur me bénisse toujours tant que j'observerai ces choses.

Note 2.

Tirée du premier Almanach des adresses de Paris, qui ait été publié (A. DU PRADEL.)

Les marchands épiciers qui s'attachent particulièrement à la droguerie médicinale sont pour la plupart dans la rue des Lombards : par exemple, messieurs Tranchepain, Vilain et Michon.

Il y a néanmoins de ces drogueries en quelques autres endroits de la ville. Par exemple : Messieurs Andry, rue de la Vieille-Boucherie ; Brounel, rue Neuve-St-Médéric ; Moulin, rue des Trois-Maures ; Boileau, rue des Lavandières, etc. Les uns et les autres vendent en gros et en détail, généralement tout ce qui peut faire le sujet des opérations de la pharmacie et de la chimie, à l'exception de quelques métaux dont il sera parlé dans un chapitre à part, de la plupart des herbes qui sont vendues dans les halles et marchés par les herboristes, et des fleurs qu'on trouve dans leur temps le matin rue aux Fers ou chez les fleuristes ou bouquetières.

Les maîtres et gardes en charge de l'apothicairerie sont : Messieurs Clément, à l'hôtel de Soissons ; Goullard, rue Saint-Honoré, près Saint-Roch, et Martel, rue Sainte-Avoye, et ceux de l'épicerie et droguerie sont : Messieurs Harland, rue Saint-Jacques-de-la-Boucherie ; Bondot, rue Saint-Martin, et Chabouillé, rue de la Cordonnerie.

Le sieur Fillesac, rue de la Bucherie, joignant les écoles de médecine, vend toutes sortes d'eaux minérales artificielles. Les eaux distillées, le cristal minéral, la crême de tartre, le sel polycreste ordinaire, et généralement les drogueries chimiques, se vendent en gros chez le sieur Courtier, au cul-de-sac des Petits-Carreaux.

Les huiles d'amandes douces, de noix, de semences froides, de pavots et autres tirées sans feu, sont extraites et vendues aux apothicaires et droguistes par un épicier qui demeure rue Montmartre, près l'égoût, et par un autre qui demeure au carrefour Saint-Benoît, quartier Saint-Germain.

Les essences fortes et les huiles grasses de Provence et de Montpellier sont commercées par le sieur Verehemt, devant Saint-Honoré, et par les Provençaux du cul-de-sac Saint-Germain-l'Auxerrois.

L'esprit-de-vin est commercé en gros à la devise royale, sur le quai de Nesle, chez le sieur Butet, devant Saint-Roch, et chez la veuve des Barres, rue Saint-André.

Les eaux-de-vie sont aussi commercées en gros par ledit sieur Butet et encore par les sieurs Hazon, rue Saint-Martin, et Frotin, rue des Canettes.

Le sieur Guyon, apothicaire, épicier à la place Maubert, et un autre au cimetière Saint-Jean font venir des vipères en vie de Poitiers.

Les apothicaires et les épiciers, qui ne composent ensemble qu'un même corps, ont leur bureau au petit cloître Sainte-Opportune.

Il y a plusieurs apothicaires de cette communauté qui se piquent d'avoir chez eux un grand assortiment de préparations chimiques et pharmaceutiques; par exemple : Messieurs Geoffroy, rue Bourtigourg, et Boulduc, rue des Boucheries-Saint-Germain, qui opère au Jardin royal des Plantes.

Monsieur Bourdelin, apothicaire de l'académie royale des sciences, a pareillement une apothicairerie fort complète dans sa maison, rue de Seine à Saint-Germain-des-Prés.

Il en est de même de M. Habert, syndic en charge des maisons royales, qui fait souvent des cours publics de chimie en son laboratoire, rue du Four à Saint-Germain-des-Prés.

Monsieur Lémery, célèbre par son livre et par ses cours de chimie, et qui a été gratifié d'un privilége du roi en faveur de sa conversion, continue ses exercices et la distribution de ses préparations chimiques et du sel policrète de M. Seignette chez lui au bas de la rue St-Jacques, où il vend son livre qu'on trouve d'ailleurs chez Etienne Michalet, près la fontaine Saint-Séverin.

Le sieur Soubiron, apothicaire, rue de la Vieille-Monnaie, et le sieur Andry, apothicaire-épicier au carrefour de l'Ecole, vendent des drogues et des compositions pour les maladies des chevaux.

Le sieur Goubier, apothicaire-épicier, rue de Gèvres, fait et vend toutes sortes de bijouterie de cire pour les enfants et une bonne cire neuve pour les cordonniers.

Note 3.

Le saphir vault pour la conservation des biens temporels.

Le rubis donne domination, seigneurie.

L'agathe donne immanquablement des couleurs; elle vault contre les serpents, contre les scorpions et les araignées, elle étanche la soif.

Le diamant chasse les démons, il apaise les noises et les querelles, il chasse les loups-garoux, les incubes et les succubes, rend fort et courageux. C'est pourquoi il est appelé par les Grecs *anapsètes*.

La sardoine rend modeste, l'amétiste rend sobre, la topaze rend chaste, l'émeraude rend riche, la cornaline aimable, les perles conservent les yeux, la turquoise empêche le morfondu du cheval, les grenats donnent la joie au cœur des bons vivants. Les calcédoines font obtenir le gain des procès, l'hyacinthe guérit de la peste, elle provoque le sommeil, etc., etc., etc.

DEUXIÈME PARTIE.

I.

NOUVELLE PHARMACOPÉE PRUSSIENNE.

(Extrait de l'*Union Médicale*, du 25 Juillet 1850.)

Cette nouvelle pharmacopée, dont la rédaction est due au travail des médecins, chimistes et pharmaciens les plus distingués, MM. Barvald, Gurlt, Horn, Kleist, Link, E. Mitscherlich, E.-G. Mitscherlich, Schach, Stabesch, de Stoskh, Troschel, Wittstock et Wolft, est entièrement en latin. Les matériaux y sont disposés par ordre alphabétique; mais ce qu'elle contient de vraiment remarquable, ce sont des tables destinées à montrer d'un coup-d'œil aux pharmaciens les devoirs qui leur sont imposés par les lois et règlements; l'une de ces tables renferme la liste des médicaments qu'il est permis au pharmacien d'acheter au commerce (acide sulfurique rectifié, éther, magnésie, fer porphyrisé, mercure dépuré, sublimé corrosif, précipité rouge, potasse fondue, morphine, alcool, nitrate de mercure, etc. La seconde contient les médicaments que le pharmacien doit tenir sous clef; la liste en est très-courte, contrairement à ce qui a été décidé dans une ordonnance récente du gouvernement français. La troisième renferme un très-grand nombre de substances que le pharmacien doit tenir séparées des autres, mais sans avoir besoin de les mettre sous clef. La quatrième indique la dose *maximum*, à laquelle les médicaments actifs doivent être administrés, à moins que le médecin n'ait eu le soin de placer à côté de sa prescription le signe admiratif (!). Si ce signe manque, le pharmacien ne peut délivrer l'ordonnance sous peine d'amende. Enfin, la cinquième table donne le poids spécifique de plusieurs liquides pour servir de guide aux commissions médicales chargées de faire l'inspection des officines.

II.

THÈSE INAUGURALE.

En 1813 Virey écrivait : « Il m'est permis personnellement d'exprimer mes vœux pour l'avantage de la science que nous cultivons. Je remarquerai combien peu sont utiles les *synthèses* pharmaceutiques adoptées à l'école de pharmacie de Paris pour la réception, puisqu'elles roulent éternellement sur les mêmes préparations copiées mot à mot dans le *Codex*, sans qu'on y puisse jamais trouver la moindre observation, le moindre fait intéressant. D'autres écoles de pharmacie (Montpellier, à cette époque) exigent au contraire avec grande raison, ce me semble, après les examens préliminaires dans toutes les parties, le chef-d'œuvre, une dissertation sur un objet quelconque le plus propre à faire briller la capacité du candidat. La méthode contraire paraît trop favorable à l'ignorance pour qu'on en puisse espérer le moindre fruit, et l'expérience le confirme chaque jour en effet. Une belle réforme serait bien digne du célèbre et savant Vauquelin. Il est une foule de questions de pharmacie, de chimie, de physique, d'histoire naturelle ou de botanique médicale, dont la solution avancerait singulièrement la science, et on en verrait éclore une multitude de fruits plus ou moins lumineux. L'émulation vivifiée par cette mesure rehausserait la considération de notre art, elle laisserait moins vides et moins déserts les cours publics et il ne se passerait pas autant d'années sans distribution de prix de quelques-unes de ces sciences. Le bulletin de pharmacie se plairait à stimuler le zèle des concurrents en accueillant avec bonheur les recherches intéressantes et à seconder les intentions louables. Alors l'école de pharmacie ne serait plus réduite à *cunctas agitare inglorius artes.* »

III.

« Cette revendication par la pharmacie d'une partie des progrès humains se justifie facilement. La chimie, cette science aujourd'hui si belle, si profonde, qui fait oser à l'homme les plus sublimes découvertes dans l'étude de la nature ; cette science par laquelle il explique maintenant des faits qui, il n'y a pas longtemps encore, étaient réputés pour lui mystères impénétrables ; cette science qui de toutes descend le plus facilement de la sphère des hautes spéculations pour l'appliquer à ses besoins matériels, et qui, pour cette raison, doit tôt ou tard entrer dans l'enseignement populaire, s'universaliser ; la chimie, à laquelle la plus grande partie de ces progrès sont dus, a vu le jour, s'est développée, ainsi que l'indique son nom dans les laboratoires de la pharmacie. Sans les recherches pharmaceutiques, sans cette multiplicité de médicaments employés dans la médecine ancienne et sans les opérations variées auxquelles on les soumettait, elle n'eût point pris naissance, etc. »

DORVAULT, de l'Organisation de la Pharmacie en France, considérée dans ses rapports avec la propagation des sciences d'application (p. 13 et 14.)

IV.

MISSION SOCIALE ET SCIENTIFIQUE DU PHARMACIEN.

« Le pharmacien, en raison de ses connaissances polytechniques, » remplit déjà officieusement dans les populations artistiques, industrielles et agricoles, au milieu desquelles il se trouve placé, une » mission qu'il suffit d'indiquer pour la faire reconnaître et en faire » apprécier l'importance. Le pharmacien est, en effet, le savant modeste éminemment pratique, éminemment abordable par toutes » les classes de la société : s'il y a, dit Virey (1), un vin frelaté, une » eau malsaine, un air méphitique, un aliment dangereux, à qui » peut-on mieux s'adresser qu'au pharmacien-chimiste pour y re-

(1) *Discours sur l'art de la Pharmacie*, par Virey.

» médier ? Un minéral contient-il des substances métalliques ou des » sels qu'on puisse exploiter ? Telle plante est-elle utile comme ali- » ment, comme médicament, pour la teinture, pour les arts ? Com- » ment extraire de tel fruit ou de telle racine du sucre ou une fécule » nourrissante ? Comment neutraliser le poison, analyser telle li- » queur ? Qui se connaît mieux dans les arts ou la technologie que » le pharmacien vraiment digne de ce titre ? »

Le public a tellement l'habitude d'avoir recours au pharmacien dans cette foule de circonstances qui l'embarrassent et qui l'intéressent, que, c'est pour lui chose toute naturelle et dont il use en quelque sorte comme d'un droit. Aussi croyons-nous être autorisé à dire qu'il est peut-être bien peu de ces applications des sciences amenées et faites on ne sait comment par des personnes étrangères à toute notion scientifique qui n'aient pour origine ou pour fin le conseil plus ou moins catégorique du pharmacien (1).

« Partout, ajoute M. Cap (2), le pharmacien est l'homme utile, » éclairé, remarquable pur son zèle désintéressé et son dévouement. » Le voyageur, le savant ou le naturaliste qui visite pour la première » fois des contrées éloignées, s'approche d'une petite ville ; où trou- » vera-t-il des renseignements sur les objets qui l'intéressent au mi- » lieu du pays qu'il parcourt ? L'administrateur est d'un abord diffi- » cile et froid ; des soins divers retiennent ou préoccupent le médecin, » l'homme de loi, le pasteur du lieu. Le pharmacien est toujours » disponible, reconnaissant de l'estime qu'on lui témoigne en s'a- » dressant à lui, il indique avec empressement les objets remarqua- » bles, les ressources que présentent les localités ; il vous aidera » dans vos recherches ; il vous accompagnera dans vos excursions, » et, flatté de se trouver en contact avec le mérite, la science ou la » célébrité, il vous laissera convaincu que le goût d'apprendre, le » désir d'être utile est entre vous et lui comme un lien de confra- » ternité, un sentiment qu'il est heureux et fier de partager avec » vous..... »

V.

DESCRIPTION D'UNE OFFICINE DANS LE GOUT DU JOUR.

(Histoire des Apothicaires.)

« Maintenant que l'apothicaire est arrivé au septième ciel et que » toutes les félicités lui sont conquises, goûtera-t-il en paix les dou-

(1) Dorvault, mémoire déjà cité.

(2) *Traité élémentaire de pharmaceutique,* par Cap.

» cours d'une tranquille existence ? Non, car il va laisser surprendre son cœur par le démon de l'ambition : honteux de l'humble officine de son prédécesseur, il va la métamorphoser. D'abord, et d'après l'avis de l'architecte, la pharmacie aura la forme d'un hémicycle ; c'est le goût du jour. Des glaces, placées à droite et à gauche, répéteront fidèlement les traits de tous les chalands ; des comptoirs, en marbre de Carrare, renfermeront les coquetteries et les inutilités mensongères de la pharmaceutique ; des balances basculant sur un pivot, des bocaux de porcelaines fines, aux couvercles verts, cerclés d'or, portant des abréviations hiéroglyphiques, capables de mettre en échec la science des Champollion ; un lustre aux clartés gerboyantes ; des baguettes dorées séparant les compartiments ; des cariatides, aux contours mythologiques, appliquées aux pilastres et supportant des corniches d'ordre ionique ou corinthien ; des bustes antiques, des vases toscans, peints sur les panneaux, étalant des fleurs médicinales et montrant, sur leurs flancs, des inscriptions en lettres d'or ; les têtes chenues d'Esculape et d'Hippocrate surmontant la porte de l'arrière-boutique, etc.

» Voilà les splendeurs artistiques de l'intérieur.

» La devanture de ce boudoir pharmaceutique sera peinte en blanc mat, avec filets d'or ; le soubassement sera construit en marbre Turquin ou de Paros ; enfin, des glaces de la plus pure diaphanéité remplaceront le vitrage terne et vulgaire.

» Maintenant, s'il vous arrive de passer le soir près de ce temple, vous serez éblouis par l'éclat du gaz qui illumine toutes ces magnificences ; et pourtant vous distinguerez, à côté des vases remplis d'eaux rendues vertes ou rouges par la solution de sulfate de cuivre ou l'infusion de coquelicot, des bas anti-variqueux en caoutchouc, des pessaires de toutes les formes, des bandages herniaires, des clysoirs, des clyso-pompes, des clyso-poches, des irrigateurs, des bougies en gomme élastique ou en gutta-percha ; le biberon Darbo ; des chapelets de pois d'Iris, d'orange ou d'ivoire ; les compresses et le taffetas Leperdriel, le papier d'Albespeyres, les pâtes de Regnauld, de Nafé, de mou de veau, de lichen, de jujubes ; des piles à triple étage de chocolat au lactate de fer, des paquets de Gluten, de Racahout, de Kaiffa, d'Arrow-root ; le sirop de Flon, le sirop à l'iodure d'amidon, de colimaçons, de Déharambure, de Lamouroux ; des flacons de parfumerie, enfin les mille et un dépôts du charlatanisme : le tout (et j'en passe) enchâssé entre une couleuvre de Java, qui serpente en spirale dans un local d'alcool, des embryons à tous les termes de la vie utérine, un enfant à deux têtes ou toute autre monstruosité humaine.

» Tout ce luxe sera déployé avec tant d'art et votre vue en sera fascinée au point que vous vous souhaiterez une maladie pour avoir un motif de pénétrer dans ce palais féerique ; vous pourrez même y être attiré par ce tourbillon d'émanations complexes, mélange innommé de vapeurs d'éther, d'ammoniaque, de musc, de chloroforme, de camphre qui donnent des hallucinations semblables à celles du hatschisch et qui vous feront tomber dans le piége.

» *Sed ne nos inducas in tentationem.* »

SAINT-BRIEUC. — Imprimerie de Ch. Le Maout.

www.ingramcontent.com/pod-product-compliance
Ingram Content Group UK Ltd.
Pitfield, Milton Keynes, MK11 3LW, UK
UKHW022107260726
13993UKWH00001B/354

9 782329 162522